Inteligencia Emocional

El arte de leer a las personas, manejar tus emociones y construir autoconfianza. Aprende a detener el pensar de más, superar la negatividad y mejorar tu agilidad emocional.

Este libro incluye:

1 – Cómo analizar a las personas

2 – Terapia Cognitivo Conductual simplificada

Peter Rajon

Index

Capítulo 6

Capítulo 7

CÁPITULO 8

Capítulo 4

Capítulo 5

Capítulo 6

Capítulo 7

Capítulo 8

Capítulo 9

Capítulo 10

Capítulo 11

Capítulo 12

Capítulo 13

Capítulo 14

Capítulo 25

CÓMO ANALIZAR A LAS PERSONAS

Una guía simple para entender el arte de leer a las personas, el comportamiento humano, los tipos de personalidad, el poder del lenguaje corporal y cómo influenciar a los demás

Peter Rajon

DESCRIPCIÓN

¿Frecuentemente te encuentras frente a situaciones retadoras en donde tienes que medir cada palabra que dices y cada acción que realizas frente a ciertas personas? ¿Te intimidas o molestas fácilmente debido a las personalidades abrumadoras de otras personas o sus actitudes reservadas? ¿Quizás es porque no puedes adivinar fácilmente lo que están pensando o cuál será su siguiente movimiento? No te preocupes, este es el momento de superar estos retos. No tengas miedo, este es el libro para ponerte un paso delante de tus oponentes y más de dos pasos frente a tus colegas.

Aquí encontrarás 33 efectivas técnicas seleccionadas para que practiques durante cinco semanas e incrementes tu inteligencia respecto a las personas. Aprende a realizar una lectura rápida de personas analizando sus estilos de comunicación verbal y no verbal. Observa sus expresiones, gestos y postura. Aprende a prestar atención al entorno, buscando señales y pistas relevantes. Los humanos son criaturas sociales por naturaleza. Buscan oportunidades para tener interacción con otros semejantes que sean más agradables o al menos más tolerables. Una de las cosas más gratificantes ocurre cuando la personalidad de un individuo es identificada correctamente y su mensaje e intención es distribuido exitosamente. La necesidad de ser entendido por otros es fundamental en cada persona. Cuando estás analizando a un sujeto de manera efectiva, automáticamente te sintonizarás con su frecuencia mental y lograrás comunicarte apropiadamente. Esto puede beneficiar a ambas partes y terminar de una forma mutualmente satisfactoria.

El análisis de personalidad no es nada del otro mundo o un concepto utópico. Es tan real como tú lo eres. Las personas son tan humanas como tú. Pueden existir diferencias individuales y algunos rasgos particulares de cada persona, incluyéndote a ti, pero la cara exterior de la caja sigue siendo la misma. El que la caja esté diseñada para encajar en el comportamiento, o el comportamiento diseñado para entrar en la caja, depende de las condiciones tanto del cerebro como del mismo comportamiento. Por lo tanto, para analizar a las personas y entender cómo funciona su mente puede ser un tema interesante. Mientras que este tema se puede volver bastante común, este libro toma las ciencias psicológicas desde un acercamiento fácil, práctico y conceptualmente profundo. Este libro explorará en detalle estos temas iluminadores junto con otros consejos rápidos y técnicas para entender la mente humana y los mecanismos de comportamiento:

- Importancia y beneficios de analizar a las personas.

- Psicología básica del comportamiento humano.

- El poder y el rol de la observación, motivación y comunicación para entender la psicología cognitiva humana y las ciencias del comportamiento.

- Factores del entorno y su efecto en la personalidad de las personas.

- Ejemplos prácticos de cómo realizar una lectura rápida de personas y determinar los influenciadores del estado de ánimo que afectan los patrones de comportamiento.

- Tener un seguimiento de los colores de la mente de una persona junto con un catálogo de colores y ejemplos prácticos.

- Detectar el lenguaje corporal y los indicadores verbales de comunicación.

- El arte de influir, resolución de conflictos e inteligencia emocional.

- Modelos de personalidad y conjuntos de comportamiento.

- Los cinco grandes rasgos de personalidad OCEAN.

- Las Fortalezas de Clifton, su explicación y relación con el análisis de personas.

y mucho más…

INTRODUCCIÓN

Felicidades por comprar Cómo Analizar a las Personas y Entender la Mente Humana, y muchas gracias por hacerlo.

Los siguientes capítulos discutirán el arte de leer la mente humana y echar un vistazo a su personalidad de una manera sutil y efectiva. La personalidad humana es como un rompecabezas; tiene un conjunto de patrones complejos para seguir. El rompecabezas debe armarse juntando las piezas faltantes de forma que cada pieza encaje perfectamente en su lugar correspondiente. El conjunto de patrones provisto funciona como una imagen o una pista para colocar las piezas correctamente, casi como un análisis comprensivo. Este libro te ayudará a entender mejor la manera de ejecutar el análisis. La persona analizando la personalidad humana puede notar que los patrones de comportamiento, factores motivacionales, las preferencias de color, lenguaje corporal y los estilos de comunicación verbal, entre otros, son indicadores importantes de la personalidad de un individuo.

Cuando estás aprendiendo el arte del análisis de comportamiento y la lectura rápida de personas, debes ser capaz de entender que la observación es vital. Es la llave para abrir la puerta de los rasgos secretos del carácter, comportamientos y emociones que pasaban desapercibidos por falta de una observación discreta. Para ser capaz de percibir la personalidad de un sujeto y leer rápidamente su mente, debes ser capaz de adoptar técnicas que te ayuden a ser más capaz de entender sus intenciones, palabras y acciones, pero también que te permitan influenciar su mente. En este libro hay 33 técnicas accionables que pueden ser aprendidas y practicadas sistemáticamente en tan sólo cinco semanas. ¡Vamos a aprenderlas!

En el mercado hay bastantes libros respecto a este tema, nuevamente, ¡muchas gracias por elegir este! Todo esfuerzo posible fue hecho para asegurar que se trata de un libro lleno de la información más útil, ¡por favor disfrútalo!

3

CAPÍTULO 1

LA IMPORTANCIA DDE ANALIZAR A LAS PERSONAS Y ENTENDER LA MENTE HUMANA

Las personas frecuentemente piensan que la forma más sencilla de entender la mente humana es estudiando su propia mente. Sin embargo, es un hecho que la mente humana es una amalgama compleja de nervios y sentimientos entrelazados. Aun cuando se trate de tu propia mente, tienes que ahondar y trabajar más duro para entender las complejidades subyacentes de tu cognición. Por otra parte, cuando se trata de entender la mente de alguien más, el proceso requiere técnicas difíciles en apariencia pero que sistemáticamente son sencillas de seguir, lo cual eventualmente puede llevar a un patrón comprensible para el análisis de la mente humana.

Los humanos son seres interesantes con poderes mentales increíbles, habilidades funcionales y respuestas. Entre más escarbamos, revelamos más hechos y capas de la mente. Los recuerdos, experiencias pasadas, lecciones aprendidas, caos emocionales, sentimientos relacionales y cada pequeña parte de los aspectos prácticos de la vida están grabados en la mente.

Sin importar cuáles sean las circunstancias y cómo las confrontamos, la mente tiene una respuesta particular para cada estímulo que es presentado en la situación actual. Este tipo de reactividad hace la mente humana propensa a cambios dinámicos y condicionamiento psicológico. También hace única a la persona, a diferencia de sus otros contemporáneos. La calidad variable de la mente humana es bastante similar a qué tan únicos son los rasgos de las personas entre sí. Desde la distancia, cada uno parece tener más o menos la misma nariz, par de ojos, orejas y el mismo número de dedos. Sin embargo, cuando observas cuidadosamente y echas un vistazo más de cerca, la singularidad se desenvuelve.

Los expertos sugieren que las estructuras mentales son diferentes entre cada individuo, con una variación en las conexiones y condicionamientos ya que hay diversos factores que influyen en los seres humanos. Las personas moldean su mente de acuerdo a los factores relacionados a su entorno, cultura, sociedad, ética laboral y tradición. Para entender cómo trabaja la mente de las personas, primero debemos conocer estos factores de influencia que van desde los dominios psicológicos, emocionales, físicos y morales hasta lo profesional, relacional, lingüístico y aspectos sociales.

La sociedad humana es una combinación de seres únicos y diferentes. Cohabitan, interactúan y construyen relaciones. Siempre hay un aspecto curioso oscilando bajo la iniciativa de interacción. La interacción se vuelve divertida cuando se inclina al mismo nivel y frecuencia que la química mental. La comunicación de ambas partes se vuelve fluida, menos incómoda y más interesante. Por otra parte, si los emisores no están sincronizados a causa de sus diferencias de opinión o les falta familiaridad mutua o existe una diferencia en los niveles mentales, la comunicación será algo incómoda y aburrida. Esto usualmente pasa cuando desconocidos con diferentes antecedentes se ponen en contacto e intentan interactuar sin conocer la mentalidad del otro. De manera contraria, sin interacción puede ser difícil conocer a una persona y analizar su mente.

Cuando se trata de analizar el comportamiento humano, significa considerar a la persona como tu objeto de estudio. Puede sonar algo mecánico y materialista, pero puedes estar tranquilo ya que hay más sentimientos involucrados de los que puedes imaginar. Cada pequeña parte del cerebro es una montaña rusa de emociones y pensamientos.

La mente funciona como se siente. - I. F.

Para sobrevivir en esta sociedad y hacerlo exitosamente, uno debe poseer consciencia no sólo de sí mismo, sino también de las personas con las que vive y se encuentra frecuentemente o que podría encontrarse en el futuro. La consciencia es un concepto muy profundo e iluminador. Si lo estudiamos, llegamos a entender que no es meramente un proceso interno; de hecho, involucra la percepción sensorial interna y la adquisición externa de información. Esta información viene de vías externas a través de órganos internos de percepción que funcionan como ventanas de consciencia, y es interpretada por receptores cognitivos que dan como resultado un conocimiento comprensivo.

¿Qué tan gratificante sería si, en este enorme mundo, la paz, el amor y el entendimiento mutuo pudieran prevalecer gracias al abolir posibles conflictos, choque de opiniones, antagonismo y varios malentendidos? Esto puede ser posible ganando no sólo autoconciencia, sino también consciencia de los demás. Howard Gardiner llamó este tipo de consciencia como el ser inteligente con las personas. Muchos también lo llamarán inteligencia emocional. Sin embargo, el concepto de CE será discutido a detalle en el siguiente capítulo de este libro. Por ahora, imaginemos cómo las personas deben volverse inteligentes en analizarse a sí mismas y a sus semejantes para hacer este mundo más habitable. El mundo podría ser un lugar feliz de habitantes amigables si tan sólo todo tipo de conflicto pudiera ser resuelto gracias al ser consciente de las fortalezas y deficiencias de tus colegas, sus pensamientos y acciones, sus motivos e intenciones. Esto no es, de ninguna manera, ser prejuicioso; se trata de ser consciente de cómo tú y otras personas podrían comportarse en una situación determinada. Es posible; es alcanzable. El término utopía no sería más que para un término imaginario. De forma similar, a base de este estado de armonía y entendimiento, las personas estarían más preparadas para descifrar sus problemas potenciales y conflictos. Esto puede parecer una noción descabellada, ero al menos podemos empezar en algún lado.

"Las pequeñas gotas de lluvia pueden crear un océano". Cuando Julia Abigail Fletcher Carney escribió este maravilloso y cierto verso, en realidad trataba de transmitir la importancia de los pequeños esfuerzos realizados por cada individuo, ya que combinados, éstos pueden hacer una diferencia notable.

Los expertos creen que la posibilidad de traer un cambio comienza en un esfuerzo por alterar la dinámica del mundo en el que vives o el marco de acción de tu día a día. Puedes haber escuchado la frase "pensar fuera de la caja". Vamos a alterarla un poco para ti, citándola a forma de encajar "el pensamiento" dentro de la caja. Esto pasa cuando estás constantemente en movimiento, pensando en soluciones, analizando los patrones de trabajo y comportamientos de pensamiento. Esto pasa cuando te das cuenta de qué tan crucial es interpretar lo que las personas piensan, dicen y hacen. Esto pasa cuando su comportamiento comienza a influenciarte también, bien sea a corto o largo plazo, eventualmente. Esta realización te lleva sobre la ruta para descubrir los secretos de la mente humana, desenterrando pensamientos complejos y entendiendo los patrones de comportamiento que no sólo dan forma a los esquemas mentales de un individuo, sino que también, de forma colectiva, crean una mentalidad pública, influenciando sobre diversas demografías. Los esquemas mentales no son una caja de criterios. No son estáticos; no están fijos. Siempre hay una especie de adaptación o asimilación tomando lugar. Debes entender las estructuras dinámicas y cambios de lógica que existen en la caja de tu mente y ser capaz de diseñarla de acuerdo a estos cambios.

Supongamos que te encuentras con una persona que es prácticamente una desconocida, ¿qué puedes hacer para romper el hielo entre ambos? ¿Cómo comenzarías una conversación? ¿Qué tema elegirías? Estas preguntas son bastante dinámicas en naturaleza. Justo como la naturaleza dinámica de la mente humana, las interacciones humanas también son únicas en cada persona. Quizás estás atrapado con alguien en el compartimiento de un tren en un largo viaje de muchas horas. El silencio, aunque dice mucho cuando nadie está hablando, se vuelve abrumadoramente pesado después de un tiempo. Es persona te está observando, lanzando pequeñas miradas en tu dirección. Tú también estás haciendo lo mismo cuando él no lo hace. ¿Cómo piensas que tus miradas te ayudarían a analizarlo? Los resultados pueden variar de acuerdo a las técnicas que tengas en mente mientras lo analizas. ¿Qué te dice su postura? ¿Cuáles son sus expresiones faciales mientras está en silencio? ¿Se ve suficientemente expresivo? ¿Se ve como una persona estoica? Si comienza a hablar, ¿qué tipo de resultados podrías deducir por su forma de hablar, elegir palabras y tono de voz? ¿Puedes predecir cuál será su siguiente acción antes de realmente ejecutarla? ¿Puedes leer sus pensamientos y predecir cuáles serán sus palabras incluso antes de que las diga? De manera interesante, si el individuo es suficientemente observador, podría estar haciendo lo mismo que tú sin permitir que te des cuenta de que él también te está analizando.

La percepción sutil y el análisis de personalidad son, en

realidad, una parte inevitable de la vida. Incluso si una persona no está bastante entrenada en el arte de la clasificación del comportamiento humano y lectura de mentes, consciente o inconscientemente prestará atención a ciertas cosas. Sin siquiera darse cuenta de ello, automáticamente notará a sus cohabitantes, sus amigos, su entorno, sus subordinados y la forma en que ella misma reacciona a las acciones estimulantes o las reacciones que provocan sus acciones. Todas las personas son parte de una cadena de cuentas entrelazadas entre sí. Un empujón en una dirección particular causaría que una de las cuentas se mueva y empuje a la cuenta adyacente hasta que una de ellas se esté moviendo y pasando a través del hilo. Si una de ellas está atorada en el camino, se volverá un obstáculo en el armonioso flujo y movimiento. Ocurre de forma similar en el efecto dominó de las máquinas hidráulicas.

La mayoría de nosotros tiene experiencia jugando a hacer patitos con las piedras en el agua. Al lanzar una piedra plana sobre una cama de agua, tus ojos están, en su mayor parte, enfocados en que la piedra haga un cierto número de brincos. Sin embargo, la forma alternativa de mirar a esto, o el otro lado de la moneda, es enfocarte en el agua que ha sido sujeta a un efecto dominó. Qué interesante; un patrón de onda circular empuja al otro, y el otro toca al siguiente hasta que un patrón influyente es formado, comenzando desde adentro y expandiéndose hacia afuera. Este efecto es un claro mensaje para nosotros los analistas: justo como la piedra causando múltiples efectos dominó en el agua, una acción o comportamiento de una persona puede ser continuamente influyente y crucial para varias situaciones determinadas.

Debes haber escuchado interminablemente el dicho: Piensa antes de actuar. Pero la verdad ahí es mucho más que la mera declaración de pensar y actuar. Alinear tu intención con tu actuar no es suficiente. En lugar de ello, debes alinear tu intención con el posible resultado de tus acciones. En este punto seguramente debes estarte preguntando, ¿a qué se refiere esto? ¿Confundido? ¡No lo estés! Simplemente significa que debes predecir cómo se comportará o responderá una persona a la cual estás dirigiendo tus palabras, y cómo le afectarán tus acciones previstas. Esto puede ser dominado entendiendo el análisis de personalidad humana.

La mente humana, como objeto de estudio, hace un libro interesante para leer si uno es n bibliófilo. Sin embargo, aún si no eres un lector ávido, aún puede probarse como una experiencia exhilarante. En este libro, ¡puedes imaginar un libro dentro de un libro! Deberíamos discutir algunos de estos conceptos que sirven como capítulos del libro de la mente humana junto con los beneficios consecuentes de la lectura rápida de personas, complejidades psicológicas del órgano llamado mente y la relación entre la mente, cuerpo y acciones.

CAPÍTULO 2

BENEFICIOS DE ANALIZAR A LAS PERSONAS Y CONCEPTOS BÁSICOS DE LA PSICOLOGÍA DEL COMPORTAAMIENTO HUMANO

La personalidad es un concepto fascinante en la psicología del comportamiento humano. Mientras el comportamiento define las acciones y modales de una persona, la personalidad, por sí misma, es una colección de esos comportamientos. Puedes decir que el comportamiento es la base de la personalidad. La personalidad humana es un set único de rasgos característicos, patrones de pensamiento y acciones. Cada individuo tiene un conjunto específico de comportamientos que lo distingue de sus contrapartes. Los psicólogos del comportamiento y expertos del desarrollo de personalidad han clasificado los tipos de personalidad humana de acuerdo a las diferencias individuales y patrones de rasgos únicos que emergen junto, como un todo unificado que forma a una persona.

De acuerdo a la investigación, los paradigmas son comportamientos estipulados a base de pensamientos conceptuales que nos ayudan a identificar los hábitos de una persona y la motivación detrás de sus acciones. Este paradigma a veces puede experimentar un repentino o gradual cambio que reacondiciona en su totalidad el proceso de pensamiento de un individuo. Una pregunta puede surgir, ¿por qué al analizar a una persona debemos tratar de ver su punto de vista? La respuesta a esta pregunta nos lleva a una actitud invariable hacia la forma de lidiar con el público. Cada individuo que posee pensamientos individuales también es, de hecho, participe de un proceso de pensamiento global.

La psicología es una ciencia que puede parecer algo cliché para la mayoría de las personas, sin embargo, realmente es un dominio científico de muchas capas. Lidia con varios conceptos reales y abstractos que pueden parecer complejos en la superficie, pero una vez que son estudiados de manera sistemática, pueden llevar a acercamientos más concretos. La psicología de comportamiento también es parte de un dominio mucho más amplio, y por sí misma, tiene muchos subdominios. Está íntimamente relacionada con la psicología cognitiva, y lidia con conceptos como comportamiento, aprendizaje, estímulos, respuesta, refuerzos, formación de hábitos, entorno, esquemas mentales, condicionamiento y reprogramación cognitiva.

Si una persona aspira a ser exitosa en la vida, no es suficiente su ambición por si sola. Numerosos obstáculos pueden aparecen en su camino para alcanzar exitosamente las metas y objetivos de vida deseados. Esto es porque no vivimos en una esfera de cristal, aislados de los demás. Somos un animal social. La socialización es el aire que respiramos. No podemos esperar que los caminos de los demás sean lineares y unidimensionales de forma que nada se atraviesa en nuestro propio camino cuando caminamos en él. Es un hecho que el camino de vida de cada persona interseca o se conecta, en algún punto, con otros caminos.

En ese punto, uno necesita estar bien preparado para enfrentarse al mundo y su gente, Es vitalmente importante el ser capaz de analizar cómo piensan las personas, actúan y reaccionan, al igual que ser capaz de entender sus intenciones, planes y expectativas. Esto nos beneficia en logar no sólo nuestros objetivos, sino también en despejar el camino para alguien más. Podría denominarse como un tipo de relación simbiótica entre humanos.

La clave del éxito es un cambio apropiado de paradigmas, y la llave para cambiar tus paradigmas o los de alguien más, es entender a la gente en general. La inteligencia pública es la llave para un acercamiento exitoso hacia el establecimiento de metas y la planeación de acciones. También lo es en la comunicación efectiva y la socialización.

Piensa, ¿por qué las personas quieren ser recordadas por alguien, y por qué querrías recordarlas? Principalmente es porque un rasgo llamativo o su comportamiento capta tu atención, y se queda en tu memoria por un tiempo.

Las personas tienden a estereotipar a otros encasillándolos en categorías fijas. Sin embargo, para ver a una persona destacando entre la multitud, debemos entender esa cualidad particular y llamativa que la diferencia de los demás. Siempre recordarás a tus viejos amigos de la escuela, aun cuando has hecho docenas de nuevos amigos en la universidad o la vida profesional. No sólo porque fueron cercanos a ti, sino también porque pasaste más tiempo con ellos, les prestaste más atención y cada miembro del grupo era conocido por un rasgo único y llamativo. Quizás era la actitud curiosa de Ana, la personalidad perezosa de Tyler, la apariencia descuidada de Sam o la risa estrepitosa de Ben. Todos estos fueron rasgos memorables que los distinguían, por lo que permanecieron en tu memoria por mucho tiempo.

Ahora, viendo a tus nuevos amigos, quizás también seas capaz de entenderlos y recordarlos si estuvieras realmente interesado, pero el punto no es sólo recordar por el bien de la memoria. El punto es ser capaz de entenderlos para así ajustar tu propia actitud hacia ellos de una manera constructiva, hasta que respondan de forma recíproca. Esto también es llamado condicionamiento conductual o programación pública.

Este concepto también se vuelve enormemente beneficioso en los ámbitos de negocios y profesionales. Reclutamiento, retención, evaluaciones, etc., son parte de la rutina de empleo profesional. Hay una rama completa de administración de negocios dedicada a la gestión de personal llamada Recursos Humanos. El departamento de RH lidia con las tareas mencionadas anteriormente, y muy frecuentemente el análisis de empleo es una gran parte de ello. El análisis de empleo no sólo ayuda a las organizaciones en la determinación de empleados adecuados para un rol particular, sino que también les ayuda a estudiar a detalle el comportamiento, habilidades, mentalidad y resultados de trabajo de sus candidatos potenciales. Las entrevistas son la mejor herramienta para determinar al candidato más apto de entre los aplicantes; durante la entrevista, puedes analizarlos y entender sus objetivos de trabajo, ambiciones, percepciones y ética.

En análisis de personalidad humana se ha vuelto tan influyente en la toma de decisiones mayores en diversos aspectos de la vida, que los expertos hoy en día están enfatizando más y más la importancia de las habilidades blandas y la inteligencia emocional sobre los logros académicos y notas altas. Esto podría ser debido a que ahora las personas están tomando consciencia de que el vivir exitosamente y sobrevivir en escenarios prácticos es más importante que tan sólo atender a escuelas para ganar educación formal e idealista. Para confrontar la practicidad de la vida, uno necesita quitarse los lentes de color de rosa. Para ver el mundo de manera experimental, uno debe darse cuenta de la interdependencia de sus habitantes entre sí. Sin embargo, este no era el caso siglos atrás. En eras primitivas, los humanos estaban atrapados en su propia área aislada. Muy rara vez había interacciones o comunicación. No había ningún lenguaje particular operando. Las actividades básicas como comer, dormir, cazar, protegerse, etc., eran las actividades principales diarias para sobrevivir. También podemos decir que los humanos estaban, efectivamente, comenzando a escalar la Pirámide de Maslow de las necesidades humanas o la Jerarquía de la Motivación Humana. El primer paso de la pirámide es la necesidad de satisfacer las necesidades psicológicas básicas, como el aire, refugio, comida, ropa, sueño, etc. Esto es lo que requería el hombre primitivo para sobrevivir.

Sin embargo, ahora que los tiempos han cambiado, los humanos se han vuelto más civilizados e intelectualizados. Han aprendido a hacer refugios para protegerse, edificios modernos y centros de mantenimiento de la salud. Han aprendido a iluminar la penumbra y oscurecer la luz con tan sólo un interruptor. Han aprendido a hablar diversos idiomas para comunicarse por el bien de cohabitar, intercambiar, enseñar, aprender, escribir y simplemente entenderse el uno con el otro. Han continuado a escalar en la jerarquía, y hay ciertas motivaciones que parecen ser la fuerza que impulsa el que sigamos satisfaciendo cada uno de los niveles de necesidades.

Si bien es físico o psicológico, recaudo o seguridad, amor o pertenencia, estima o auto realización, cada nivel compromete un conjunto de necesidades humanas que son impulsadas por ciertas motivaciones a fin de ser satisfechas.

CAPÍTULO 3

OBSERVACIÓN, RECONOCIMIENTO Y EVALUACIÓN

Analizar a las personas resulta ser bastante entretenido e informativo si se sigue un patrón organizado. El proceso tiene un camino pavimentado con algunos hitos propuestos. Alcanzarlos asegura un trayecto exitoso para aprender sobre el comportamiento de las personas y leer sus mentes. Embarcándonos en este viaje, los tres componentes del primer hito son la observación, el reconocimiento y la evaluación.

Observación:

Imagínate como un microscopio, el mundo siendo tu objeto de estudio. ¿Cuántas revelaciones maravillosas puedes desvelar tan sólo observando cuidadosamente y de cerca? Los expertos dicen que cada ser humano desde el nacimiento es dotado de un tipo especial de poder mental para observar y explorar su entorno. La mente de un bebé tiene esta habilidad innata de tomar impresiones del ambiente y absorberlas. Esta absorción observacional de información ocurre inicialmente a un nivel inconsciente, pero pronto se trasforma en un esfuerzo consciente por parte del individuo. De esta manera, no sólo se crean músculos mentales, sino que también la mentalidad observacional entra en operación.

A una edad temprana, la mente es tan especial que la adquisición de conocimiento ocurre naturalmente. Escuchar sonidos, tocar superficies, oler fragancias, etc. Estas pequeñas acciones sensoriales pueden hacer que un individuo sea alfabetizado en el funcionamiento del mundo en el que vive. Sin embargo, posteriormente, la concentración y el esfuerzo consciente comienzan a jugar un rol vital en hacer este conocimiento más comprensible y más profundamente significativo. La observación, en su mejor versión, puede ser un instrumento para obtener conocimiento perspicaz. Usando ese conocimiento, uno puede derivar conclusiones que facilitan el crecimiento y desarrollo de una manera holística.

Reconocimiento:

Conforme pasa el tiempo, una persona se vuelve más informada y sabia respecto a su entorno. Comienza a reconocer cosas e identificarlas. Esta etapa de reconocimiento es bastante influyente. Puede construir o destruir un concepto y cambiar un paradigma mental completamente. Sin embargo, este concepto de reconocimiento es íntimamente dependiente de los esquemas mentales existentes y de reiniciar el cableado del cerebro. Una persona reconoce un objeto viejo de la forma en que lo percibió antes. O bien, reconoce una cosa nueva básicamente basándose en su percepción de objetos que lucen de manera similar.

Un niño al ver un gato, se le dice que es un gato y que tiene cuatro patas. Ahora, al ver a otro animal con cuatro patas que nunca ha visto, es probable que también lo llame gato. Esto es porque la primera vez que vio un gato, su mente tomó esa impresión y la guardó. Se formó una estructura mental, añadiendo y almacenando este conocimiento en el cerebro. La segunda vez que se le mostró una imagen estimulante de un animal que se veía similar, la mente buscó en el conocimiento previo para encontrar una posible explicación o nombrar a la nueva imagen. Además, lo que almacene el cerebro, será lo que represente una y otra vez, a menos que un nuevo esquema se forme o que uno viejo se ajuste a la nueva información. Esto es lo que se llama reprogramación mental. Así que, cuando un observador se da cuenta de su entorno circundante o conoce personas, es propenso a formar opiniones y reconocer diversas señas y comportamientos. Este reconocimiento será de acuerdo a su condicionamiento mental a menos que aprenda técnicas para analizar a las personas de manera sistemática.

Evaluación:

La tercera etapa es la evaluación. Como su nombre lo sugiere, evaluar significa analizar y formar una idea acerca de una cosa o concepto. La palabra "analizar" no puede ser usada como sinónimo de "evaluar" porque ambas tienen características distintivas que las definen. Analizar significa romper un conjunto en partes y estudiar estas partes para entender el todo. Evaluar significa determinar o estimar el significado de un concepto. Más que nada, después de la observación y el reconocimiento de un concepto o comportamiento, el observador lo analiza interpretando cada parte cuidadosamente, y después evaluándola al darse cuenta y determinar el impacto o significado de cada parte del comportamiento o incidente observado. La evaluación ayuda en derivar los resultados y obtener posibles conclusiones y explicaciones. También puede abrir el camino a reflexiones y entendimiento post-observacional. Al seguir las implicaciones sugeridas por una evaluación efectiva, un observador es conducido a un mejor cambio de personalidad y positividad conductual. En teoría, la evaluación debería ser un juicio imparcial. Sin embargo, los expertos recomiendan que la observación sea imparcial, basada en información factual y objetiva, mientras que la evaluación puede contener un gravamen personal de información.

Semana 1

Comencemos nuestra primera semana entendiendo los conceptos básicos de analizar a las personas y aprendiendo las primeras tres técnicas, como se menciona anteriormente.

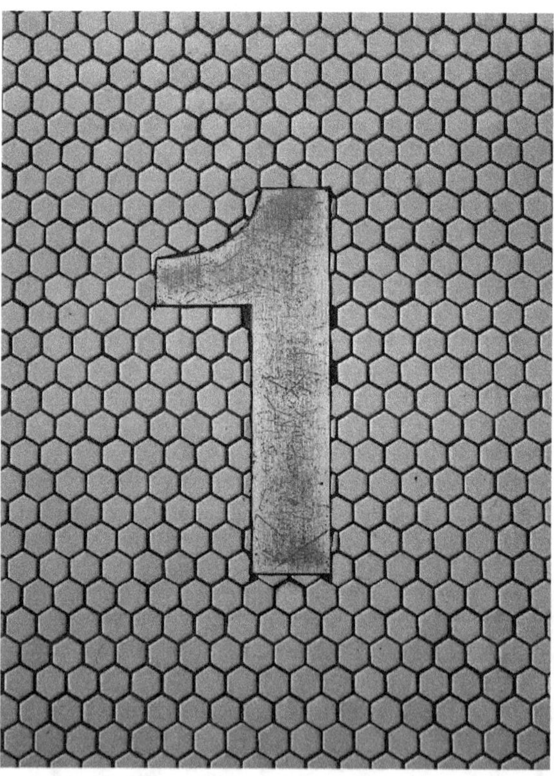

TÉCNICA 1: OBSERVAR EL ENTORNO

Los expertos en psicología conductual dicen que uno de los obstáculos más complejos enfrentados por la humanidad para llevar una vida exitosa es el reaccionar apropiadamente a los estímulos. El entorno en el que vives puede parecerte bastante similar, de forma que tiendes a perder interés en observarlo. Eventualmente, se vuelve un hábito, e incluso si vas a otro lado, a un lugar poco familiar, te alcanzará tu falta de curiosidad observacional. Sin embargo, debes entender que tienes que construir este hábito de observar lugares, personas, objetos, vehículos, etc., todo lo que constituye el entorno que te rodea o a la persona que pretendes analizar. La primera técnica es tan sólo percibir y observar. Ver es darse cuenta de algo, mirar o percibir es notarlo inteligentemente; observar es no sólo notarlo, sino también tomar notas de ello. Por ejemplo, cuidadosamente grabarlo o retenerlo en mente.

Al ejecutar la observación, el observador debe ser

paciente y perseverante. La exactitud y atención es la llave para recolectar información productiva. Se cuidadoso de darte cuenta d ellos detalles para evitar perderte incluso de un solo matiz. Algunas veces, un ligero cambio en el comportamiento de uno puede ser la raíz de una acción, y las personas que no son ávidas en sus observaciones frecuentemente tienden a perder o pasar por alto ese cambio particular. Intenta evitar ser un observador descuidado si quieres ser exitoso en tu análisis.

Los siguientes pasos de acción resumirán esta técnica de manera más comprensible:

Selecciona un objeto de estudio. Por ejemplo, una persona a la que deseas analizar.

Ten en mente el objetivo de tu observación. Una observación sin objetivo sirve principalmente como distracción y bloqueo cognitivo, en lugar de ser una actividad con propósito.

Concéntrate, ya que es la clave para recolectar suficiente información a través de la observación. Cuando te estás concentrando en una persona, colocas en cero tus poderes sensoriales sobre él, indicándole al cerebro lo importante que es para ti el análisis. Por lo tanto, el cerebro ejercita todo su potencial en notar cosas sobre mencionado sujeto.

Si es posible, mantén en mente los datos preliminares e información de trasfondo. Sin embargo, una observación desde cero también puede ser útil en el caso de analizar desconocidos.

Persigue la tarea presente con una obsesión singular. Por ejemplo, no hagas multitasking. Sólo mantente calmado y presta atención. La tranquilidad ayuda a incrementar la concentración y ahorra energía que puede ser usada de respaldo.

Se tan objetivo como puedas para formar una perspectiva independiente.

Asegúrate de que la observación sea lo más sutil posible. No quieres ser etiquetado como un acosador o mirón raro. Recuerda, tú eres el que está notando las cosas, no el que está siendo notado.

Mientras realizas la observación, considera todas las fuentes de información posible.

Mantén en mente que, a pesar de que los métodos puedan ser bastante similares a la observación científica, observar a las personas puede ser un poco prejuicioso, incluso si tan sólo es de manera inconsciente. Esto puede evitarse conscientemente limpiando tu mente de sus estereotipos y prejuicios previos.

TÉCNICA 2: RECONOCER LOS FACTORES DEL ENTORNO

La segunda técnica es reconocer los factores del entorno. Si pretendes analizar el entorno que rodea a una persona, éste realmente será un laberinto que esconde varios rasgos desenterrados. Una vez que comienzas a observar detenidamente, sentirás cierta curiosidad por explorar y reconocer cosas de manera significativa para así entender el propósito y funcionalidad de cada elemento. Así mismo, este reconocimiento te ayudará a entender cómo se comporta cierta persona y por qué es así. El entorno tiene una relación cercana con la psicología de la mente humana. La psicología del entorno es una rama completa de las ciencias psicológicas, especialmente dedicada a analizar la relación de los seres vivos con su entorno circundante. Como se mencionó previamente, el ser humano no es una criatura aislada diseñada como un libro individual. Es tan sólo un libro entre una enorme cadena de libros. Todos estos libros están organizados en diferentes estantes, localizados en diferentes librerías. Para determinar la localización y escenario exacto de una pieza en particular, tienes que observar cuidadosamente y explorar su entorno.

Casi todo entorno tiene dos tipos de factores que influyen en las personas que viven ahí. Estos factores pueden ser de naturaleza externa o interna. Ambos son instrumentos de impacto en un individuo y lo que lo rodea. Los factores externos del entorno incluyen lo económico, social, educacional, climático, geográfico, técnico, media, etc. También son llamados influenciadores externos. Por otro lado, los factores internos del entorno o influenciadores internos son los valores morales, normas culturales, tradiciones, motivaciones, actitudes, creencias, etc.

Una persona es ampliamente influenciada por estos factores. Un vistazo profundo a la cultura y una comunidad o sociedad nos permitirá entender sus creencias comunes, hábitos y comportamiento esperados de los residentes. La observación adicional y el reconocimiento de la influencia de los medios como periódicos, diarios, libros, sitios de internet y portales, radio y canales de televisión, nos permitirá conocer los cambios que pueden haber ocurrido en la demografía de una región en particular. La mentalidad ocurre cuando estos factores están presentes en el entorno. El truco es mantener en mente esto mientras se analiza a una persona. Así mismo, la práctica constante te ayudará a reconocer rápidamente los influenciadores elementales que trabajan en el fondo.

✓ Reconoce cómo está formado el escenario social y cómo encaja en él la persona que estás analizando.

✓ Reconoce el escenario climático y geográfico del lugar.

✓ Reconoce el trasfondo educacional, económico y emocional de la persona.

✓ Reconoce la influencia de los medios tecnológicos, impresos y sociales que coexisten en el área.

✓ Reconoce la escuela de pensamiento o creencia a la que pertenece la persona que estás analizando.

✓ Reconoce las diferencias culturales y valores morales que pueden afectar la perspectiva de la persona.

✓ Recuerda que, de una manera u otra, todos los factores reconocidos son cruciales para tu análisis. No subestimes la importancia de ninguno.

✓ Revisa nuevamente y asegúrate que el sujeto de análisis realmente parece pertenecer al entorno particular sobre el que has reconocido los factores.

Los anteriores pasos de acción serán fructíferos al usarlos junto con los esfuerzos observacionales de la primera técnica, y te ayudarán a progresar con la tercera técnica.

TÉCNICA 3: EVALUAR LOS RASGOS Y OTROS IMPACTOS

Esta técnica involucra la evaluación detallada de los factores del entorno que has reconocido anteriormente. Ya que el proceso de evaluación asegura que la información recolectada está categorizada sistemáticamente y comprendida por su impacto significativo, es importante la determinación del impacto de cada uno de los influenciadores en el individuo. Esto puede asegurarse primero examinando a detalle cada factor reconocido. Entender su rango, capacidad y poder de influencia es vital para determinar su importancia.

Por ejemplo, después de observar cuidadosamente el entorno y situación circundante de un individuo, reconoces un factor de influencia externo, por ejemplo, la educación. Ahora, el siguiente paso de acción es ahondar en el impacto de este factor en la persona particular. Determina cómo puede estar afectando su comportamiento, habla y actuar. Cómo y qué capacidad de cambio conductual y mejora de personalidad es posible debido a este factor, por ejemplo, adquirir educación. Hasta qué punto o rango el individuo ha sido exitoso en adquirir educación y cuánto tiempo ha invertido en hacerlo. Los factores evaluados pueden cambiar tu perspectiva de la persona, y esto te puede ayudar a entenderla mejor porque te vuelves consciente de su habla intelectual, o de dónde vienen mientras aparentar ser pretenciosos a primera vista.

Considera otro ejemplo más práctico; mientras estás observando a una persona, reconoces que se opone a comer con una cuchara o tenedor, etc. Reconoces que pertenece a cierta cultura en donde es preferido comer con la mano. Al evaluar estos hechos y su impacto, puedes alcanzar una conclusión más positiva: que una cultura significativamente diferente ha impulsado este comportamiento consciente o inconsciente, en lugar de creer que le faltan modales. Por lo tanto, es evidente que las personas deben ser analizadas teniendo estos factores en mente. Si estas técnicas son practicadas en la fase inicial de tu camino, serás más capaz de acertadamente notar nota de las diferencias individuales que son vitales en moldear los comportamientos y pensamientos de una persona.

Para resumir los pasos de acción de esta técnica de evaluación, considera estos puntos:

✓ Después de reconocer los influenciadores externos e

internos, asegúrate de delimitar el entorno del individuo para que tu mente no divague por territorios no marcados.

✓ Refresca la información reconocida.

✓ Reflexiona respecto a la información recolectada. La reflexión es la esencia de la observación. Sin practicar el arte de la reflexión no hay posibilidad de mejora o desarrollo, y tampoco pueden existir soluciones o conclusiones. La reflexión explora preguntas como ¿qué, cómo y por qué pasó?, o bien, ¿qué significa o puede implicar para el futuro?

✓ Analiza los factores descifrando la información colectiva en pequeños trozos y analizando separadamente la relación de cada uno con la persona.

✓ Diseña sub preguntas. La reflexión puede ser más sistemática si es seguida de un diseño apropiado de preguntas subyacentes para preguntar e inquirir, por ejemplo, ¿cómo podrían haber impactado las redes sociales en la persona en cuestión?, o ¿por qué la persona prefiere sentarse en el suelo en lugar de en una silla?, o ¿qué nivel de dificultades económicas/financieras pueden haber impulsado a una persona de mucha experiencia a buscar un nuevo empleo? Puede haber una larga lista de escenarios posibles y preguntas que pueden ser desarrolladas para analizar y evaluar el comportamiento de una persona.

✓ Crea procesos estratégicos para buscar respuestas a estas preguntas, como reuniones, comunicación y discusiones.

✓ Deriva la información en resultados y conclusiones.

✓ Complementa la información evaluada con declaraciones personales o perspectivas.

CAPÍTULO 4

COMPORTAMIENTO, MOTIVACIÓN Y PERSONALIDAD

En capítulos anteriores, se mencionó la definición de comportamiento y personalidad. En este capítulo, discutiremos la relación que tienen con otro componente importante de la psicología humana: la motivación. La motivación define la razón o causa del actuar de un individuo. También resulta ser la fuerza que impulsa cada conjunto de metas de una persona, o cada conflicto que supera para alcanzar el objetivo deseado. Sin un empuje motivacional, los comportamientos de un individuo están en un estado de caos, por lo que la personalidad también se vuelve confusa y desorientada. La raíz verbal de la motivación es "motivo", lo cual significa una cierta necesidad para lograr algo.

Los expertos en psicología dicen que los humanos son controlados por sus propias mentes a menos que aprendan a controlarse a sí mismos. Las necesidades, deseos y sueños son una de las guías para nuestras acciones. Nos volvemos esclavos de ellos si los seguimos ciegamente o de manera obligatoria. La personalidad se vuelve controladora y sumisa a estas urgencias compulsivas. Para entender esto, considera el ejemplo de un niño de la calle que no tiene dinero para pagar la hamburguesa de queso que tanto se le antoja. Hay un puesto cercano en donde un vendedor ofrece deliciosas hamburguesas de queso. El niño, con su apariencia harapienta, pasa frente al puesto. Inicialmente, intenta rogar por la comida que tanto desea, pero el vendedor se lo niega de manera burlona. Ahora, si el niño se vuelve esclavo de su hambre, podría ceder ante la necesidad de robar o engañar.

Analizando este comportamiento, no podríamos juzgar toda su personalidad como la de un ladrón, pero podrías nombrar este comportamiento particular como robar, al menos en una inspección superficial. Sin embargo, no podemos decir que su motivo era robar. En lugar de ello, para él, esto sirvió como un medio para un fin. No estamos justificando sus acciones, por supuesto, pero se puede dar una explicación posible para explorar su motivación subyacente por lo que hizo. Recuerda, más que justificar, el análisis es entender el comportamiento a través de una explicación. Mirar más a fondo en las perspectivas de otros revela creencias contrarias y rasgos de personalidad que definen las acciones y comportamientos aparentes.

Algunos psicólogos conductuales pueden explicar la motivación como un pensamiento impulsivo o noción. La teoría de Montessori sugiere que el hogar siempre está presente en el subconsciente de la mente humana. A veces, el deseo de una persona de ejecutar una acción se ve interceptado por impulsos herméticos. Una motivación repentina por exhibir un comportamiento particular puede exponer los deseos internos de la mente de un individuo. La mayoría de las personas son algo reservadas o inexpresivas. Prediciendo la posible motivación detrás de sus acciones, uno puede seguir su patrón de comportamiento. Esto puede ayudar a localizar los comportamientos que podrían ocurrir una o repetidas veces, o los que podrían jamás ocurrir, de acuerdo a la necesidad de la situación. En una circunstancia dada, si el sujeto hizo una acción o reaccionó de cierta manera, ¿qué tipo de necesidad lo llevó a hacerlo así? ¿Cuál podría haber sido su motivo? ¿Cuál es la posibilidad de que reaccione de manera similar si se encuentra en la misma situación de nuevo, con un factor de más o de menos? Estas preguntas pueden ser respondidas si se presta una atención minuciosa a la relación entre el comportamiento, la motivación y la personalidad de un individuo.

Semana 2:

43

Así que, querido lector, ¿ya has repasado y practicado las técnicas mencionadas durante la semana anterior? Si la respuesta es sí, es tiempo de proceder a las técnicas de la siguiente semana. Si no, ahora es tu oportunidad de volver algunas páginas y refrescar lo que leíste previamente. Así que, sin más preámbulos, comencemos la segunda semana con algunas técnicas nuevas.

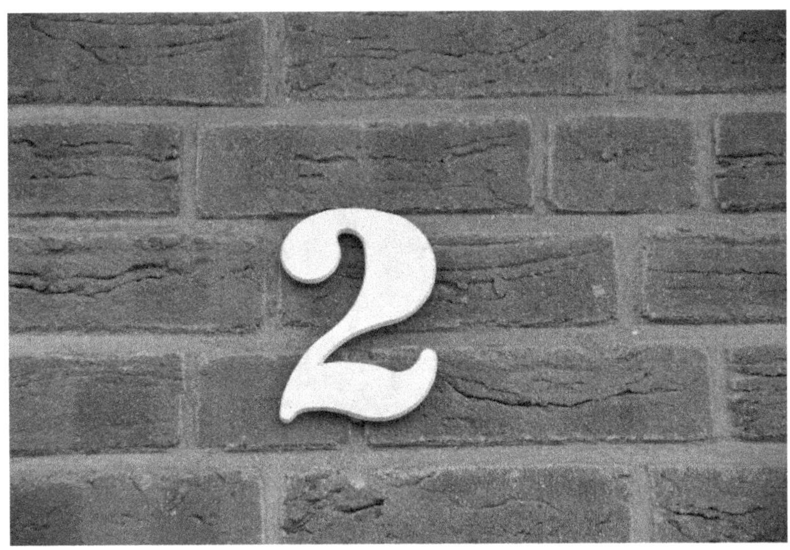

TECHNIQUE 4: RECORDING THE BEHAVIOR PATTERN

Después de entender los conceptos básicos de la relación entre comportamiento, personalidad y motivación, el paso principal es registrar el patrón en el que ocurre el comportamiento. Como anteriormente ya hemos mencionado un ejemplo de rasgos de comportamiento y personalidad, nos enfocaremos más en el aspecto activo de los patrones conductuales, tanto en la teoría como en la práctica.

Los investigadores expertos en el cambio de la psicología conductual sugieren diversos patrones especiales para clasificar ciertos comportamientos. Algunos argumentan que la psicología conductual es algo diferente a la psicología cognitiva, en el sentido de que la primera está basada en la teoría del cambio de comportamiento con respecto a las experiencias de un individuo. Por el otro lado, la última sugiere que los comportamientos son reacciones cognitivas a impulsos sensoriales y pueden ser procesados y reprocesados de acuerdo a la funcionalidad cognitiva, fuerza de voluntad y determinación de la mente humana. Los conductistas enfatizan que el patrón de comportamiento es enteramente dependiente de los estímulos externos, mientras que los psicólogos cognitivos argumentan que el patrón de comportamiento puede ser definido por la forma en que el conocimiento está codificado, almacenado y procesado en nuestra cognición. Sin embargo, para hacerlo simple y aplicable, ambas teorías son dos diferentes ángulos de la misma imagen. Es decir, un patrón de comportamiento se forma cuando un individuo reacciona a estímulos externos y gana experiencia usando sus sentidos internos, aprende cosas, las almacena en su memoria y reitera su acción en una situación similar o recurrente.

Cuando vamos de compras, observamos diferentes tiendas en el mercado. Entre éstas hay tiendas de vestidos, joyas, libros, zapatos, farmacias, enfermerías, panaderías, tiendas de abarrotes, etc. Si entras en una de ellas, serás dirigido a islas de productos organizados expuestos bajo una clasificación apropiada para cada categoría a la que pertenecen. Por ejemplo, los vestidos estarán organizados por color, talla, corte y precio. Si eliges un vestido particular, lo harás de acuerdo a tu gusto. Tu gusto es definido por tu personalidad. Justo así, los comportamientos moldeando tu personalidad también son clasificados y definidos por tu instinto motivacional que, debido a la recurrencia, evoluciona en un patrón habitual.

• Si usas vestidos blancos y formales los viernes en el trabajo, tu estilo particular de vestimenta se vuelve un hábito que exhibe un comportamiento recurrente.

• Si un estudiante llega tarde a clase una vez, puede parecer un escenario excepcional. Sin embargo, si llega tarde todos los días, forma un patrón de retraso, el cual es un tipo de comportamiento.

• Si un escritor investiga acerca de un tema por primera vez y luego escribe el contenido, no será llamado un investigador vigoroso. La investigación es un tipo de comportamiento. Una serie sucesiva de acciones de investigación similares llevadas a cabo para crear cada pieza informativa de contenido de una manera consistente, puede exhibir un patrón conductual, por lo tanto, el escritor también puede ser llamado un investigador.

Los psicólogos observacionales usan múltiples herramientas para registrar los patrones de comportamiento. Estas herramientas pueden incluir tomar muestras de eventos, muestras de tiempo, rúbricas, listas, registros corrientes, registros de anécdotas, portafolios, tablas de ejecución, notas de acción, etc. Algunas personas interesadas en analizar los conjuntos de comportamiento frecuentemente usan gráficas y leyendas personalizadas para registrar las reacciones y respuestas de la persona siendo observada. En este sentido, los registros de audio, fotos y otras herramientas de media también pueden ser de ayuda.

TÉCNICA 5: DESCIFRAR LA MOTIVACIÓN (INTRÍNSECA + EXTRÍNSECA)

Esta técnica involucra el paso de acción de decodificar y evaluar los factores motivacionales trabajando de trasfondo. El térmico extrínseco se refiere a los factores motivacionales externos, mientras que intrínseco es dedicado a los factores internos de motivación.

El concepto de premios o castigos parece estar íntimamente relacionado a los factores motivacionales gobernando la personalidad de un individuo. La bien conocida teoría de la psicología conductual conocida como condicionamiento operativo está basada en la filosofía de los refuerzos o consecuencias.

El reforzamiento es básicamente un premio motivacional para reforzar o fortalecer un comportamiento deseado, de forma que ocurra repetidamente de manera consistente. Puede ser positivo o negativo. En un reforzamiento positivo, se agregan algunos estímulos deseados o factores motivacionales para generar un comportamiento deseado. Por otro lado, en un reforzamiento negativo, se eliminan algunos estímulos no deseados o factores desmotivadores para así generar un comportamiento intencionado.

✓ Por ejemplo, examine cómo un empleado está condicionado a comportarse en la presencia de la motivación oscilante de obtener una promoción o un incremento de salario. Aquí, una buena ejecución de trabajo es el comportamiento deseado y el incremento de salario u oferta de promoción es el reforzamiento positivo (algo que va a ser otorgado, en lugar de quitado, para asegurar la repetición de un comportamiento similar).

✓ Ahora, considera un escenario similar en el contexto del reforzamiento negativo. Un empleado está trabajando en una organización que tiene algunos premios por buena ejecución. Si una persona trabaja bien y cumple los estándares de calidad de manera consistente, se le aligerará la cuota semanal de tareas. Aquí, el comportamiento deseado es el mismo; es decir, buena ejecución, justo ahora, es fortalecida o reforzada con remover factores no deseados, como la sobrecarga de tareas.

Similarmente, los patrones de comportamiento pueden ser analizados por las consecuencias o factores de castigo que sirven como desmotivadores. Si un comportamiento particular es debilitado y no ocurre de nuevo, puede ser porque hay cierto miedo al castigo o a las consecuencias. Los estudiantes frecuentemente son entrenados para obedecer este tipo de condicionamiento operativo. Las consecuencias, también, pueden ser tanto negativas como positivas. La regla es la misma. Si un comportamiento particular no deseado ocurre en un individuo y su patrón debe ser debilitado, el castigo actúa como un estímulo. Si un objeto no deseado es añadido o dado al individuo como castigo o inhibidor del mal comportamiento, se llama castigo positivo. Si, por el otro lado, un resultado deseado u objeto es removido o apartado del individuo en un intento de castigarlo o debilitar su resolución para que el mal comportamiento no ocurra de nuevo, es llamado castigo negativo.

✓ Por ejemplo, estás analizando a un estudiante, y has

registrado su patrón de comportamiento. Cuando sea que haya la posibilidad de lecciones extras como castigo por hacer ruido en clase, él se vuelve obedientemente silencioso. Esto, realmente, es castigo positivo porque aquí un estímulo no deseado (las clases extras) son añadidas para debilitar o inhibir un patrón conductual no necesario o malo (el hacer ruido).

✓ De manera similar, el mismo estudiante es motivado a inhibir su comportamiento no deseado al quitarle una actividad deseada o estímulo; por ejemplo, su periodo de juego o receso. En este caso, se llamaría castigo negativo.

La posibilidad de estas consecuencias o premios puede motivar o estimular a una persona a actuar o reaccionar dentro de un patrón conductual particular. Para exhibir un comportamiento bueno o generalmente deseado, el individuo puede estar motivado por factores extrínsecos como:

- Incentivos monetarios
- Ofertas de promoción
- Palabras de aliento
- Premios complementarios

- Honores y Certificados
- Declaraciones de agradecimiento
- Evaluación de ejecución
- Valorización y aplauso
- Palmadas e insignias
- Regalos materiales
- Cartas de felicitación
- Regalos de consolación
- Trofeos y medallas
- Fama y popularidad
- Buena reputación, etc.

Mientras tanto, los factores motivacionales intrínsecos son generalmente relacionados a sentimientos, emociones, pensamientos y objetivos internos e intangibles que son gobernados por tu propia mente. Pueden tener cierta interdependencia con los factores extrínsecos, pero en su mayoría son de naturaleza personal. El impulso interno o urgencia de ser exitoso, probarte a ti mismo o los miedos internos, pueden ser contados como impulsos intrínsecos. Los factores de motivación intrínsecos positivos o negativos son básicamente recíprocos de cada uno. Por ejemplo, una persona puede estar motivada por su determinación para completar su trabajo a tiempo, o puede estar motivada a procrastinar por su falta de determinación. Abajo están enlistados los principales factores motivacionales intrínsecos. Imagina el opuesto de cada uno en un escenario de contraste.

- Satisfacción interna
- Gozo
- Intención
- Sueños y deseos
- Curiosidad
- Propósito
- Pasión
- Autoconfianza (o falta de ella)
- Determinación (o falta de ella)
- Crecimiento de personalidad
- Adquisición de conocimiento
- Autonomía y libertad
- Amor o sentido de pertenencia
- Compasión
- Seguridad y refugio
- Hambre
- Dedicación
- Compromiso
- Promesa

- Culpa

- Autoconsciencia

- Angustia

- Somnolencia

- Vacilación

- Complejos, como complejo de inferioridad o superioridad, etc.

Después de descifrar los factores de motivación particulares que están involucrados en la exhibición de un patrón conductual específico, serás capaz de entender los elementos impulsores que gobiernan la personalidad de un individuo. Puedes aplicar esta técnica a varios sujetos, practicando a través de la semana y progresando en tu camino de cómo analizar a las personas.

TÉCNICA 6: ENTENDER EL MODELO DE PERSONALIDAD

Esta técnica es la última en los pasos de acción de esta semana. Ha llegado el momento de entender el modelo de personalidad. Hasta ahora, estuvimos practicando partes individuales y piezas de la personalidad, que son el comportamiento y sus patrones. Sin embargo, después de entender los comportamientos y cómo las motivaciones detrás de cada uno pueden impactar un individuo, debe entenderse la personalidad del mismo, como un todo.

Primero, conozcamos el trasfondo de la teoría de los modelos de personalidad. En el pasado, había muchas teorías respecto a los rasgos de personalidad y su clasificación en modelos de comportamientos identificables era un objeto de constante estudio para los psicólogos. Entre más investigadores surgían, ocurrían más transiciones en la explicación de los modelos de personalidad. El factor verbal de análisis de volvió una herramienta para clasificar y definir los rasgos de personalidad y categorizarlos en modelos regulares. Muchos estudios fueron conducidos hasta años recientes, cuando finalmente esta teoría se volvió más simplificada y aplicable. Aunque otros modelos de personalidad prevalecen, este tiene un acercamiento más verbal y simple, así que discutiremos este modelo en particular bajo la técnica número seis. Es conocido como el modelo de los Cinco Grandes Rasgos o Modelo de los Cinco Factores (FFM, por sus siglas en inglés). Este conjunto de rasgos cuidadosamente seleccionados comprende de cinco amplios aspectos de la personalidad. Se denominan OCEAN:

- O para Apertura (*Openness,* en inglés).

- C para Responsabilidad (*Conscientiousness,* en inglés).

- E para Extroversión.

- A para Amabilidad.

- N para Neuroticismo.

Cada uno de estos rasgos realmente está nombrando bajo la descripción verbal de cinco vastos dominios y dimensiones del comportamiento humano y psicología. Cada uno de estos rasgos tienen dos aspectos secundarios, representando los dos extremos en el comportamiento de una persona.

Estos extremos pueden establecerse como:

- Apertura (a experiencias) = Curioso e Inventivo v/s Cauteloso y Consistente

- Responsabilidad = Organizado o Eficiente v/s Descuidado o Sencillo

- Extroversión = Energético o Extrovertido v/s Reservado o Solitario

- Amabilidad = Compasionado o Amigable v/s Desprendido o Retador

- Neuroticismo = Confiado o Seguro v/s Nervioso o

Sensitivo

Este modelo está basado en método de análisis de descriptor verbal, en el cual se puede describir verbalmente una personalidad usando un conjunto seleccionado de palabras descriptivas con significados relacionados; así, se puede crear una imagen visual de los patrones conductuales exhibidos.

✓ En las categorías anteriores, la palabra Apertura (a nuevas experiencias) describe la disposición a aprender con la experiencia, explorar nuevas cosas crear o generar nuevos conceptos o ideas. Explica una actitud abierta y bienvenida que retrata una persona de mente abierta y con una perspectiva de vida revolucionaria.

Por ejemplo, un individuo que está abierto a la experiencia puede poseer rasgos como curiosidad, laboriosidad, inventiva, revolución, progreso, pragmatismo, innovación, movilidad, radicalismo, creatividad, espontaneidad e inquisición. De forma similar, la persona que no es abierta a la experiencia puede poseer rasgos como cautividad, conservadurismo, cautela hacia conceptos desconocidos, consistencia, regularidad, predictibilidad, repetitividad, estancamiento, uniformidad, etc. Puedes identificar patrones similares de comportamiento como descriptores en cada categoría mencionada anteriormente y entender cómo los dos extremos trabajan en contraste, moldeando los dos tipos de personalidad entre las personas.

- ✓ La palabra Responsabilidad significa ser organizado, diligente, eficiente, meticuloso, cuidadoso, guardado, detallado, atento, dedicado, puntual, con principios, minucioso, etc. La falta de esto retrata una personalidad que posee rasgos como descuido, ineficiencia, caos, pereza, laxitud, poco escrupuloso, acomodadizo, superficial, etc. La palabra responsabilidad indica que un individuo cayendo bajo esta categoría y con un alto puntaje en el extremo positivo del dominio tendrá una amplia consideración de las acciones conscientes y la moralidad. Un fuerte sentido del bien y el mal puede estar presente en una persona que actúa de acuerdo a su consciencia. Por el contrario, una persona que apunta a la parte negativa del dominio tenderá a exhibir una actitud inmoral y sin principios.

- ✓ La palabra Extroversión técnicamente significa ser extrovertido; es decir, fácilmente sociable e interactivo. Los rasgos como locuacidad, sociabilidad, asertividad interactividad, gregarismo, amabilidad, demostrabilidad, afabilidad, compañerismo, indiscreción, etc. La falta de extroversión llevará al otro extremo, implicando rasgos como timidez, introversión, reservación, reticencia, vacilación, nerviosismo, aislamiento, retracción, insociabilidad, autoconsciencia, autosuficiencia, independencia, desinterés, etc.

✓ El término Amabilidad busca describir características como tacto, calidez, asertividad, positividad, calma, apego, compasión, cortesía, gentileza, cariño, consideración, amenidad, simpatía y cooperatividad. El opuesto de estos rasgos sería rudeza, insensibilidad, desapego, indiferencia, distanciamiento, alejamiento, ofensividad, desagrado, descuido, repulsión, disgusto, negatividad, rechazo, etc.

✓ La palabra Neuroticismo realmente es derivada del término neurocientífico llamado neurosis, que se refiere al deterioro mental o enfermedad de naturaleza relativamente leve. La palabra Neuroticismo describe la categoría del modelo de personalidad en donde las personas exhiben rasgos como nerviosismo, estrés, inconformidad, vacilación, confusión, hipersensibilidad, ansiedad, depresión, preocupación, mal humor, etc. Por otra parte, la falta de neuroticismo o un puntaje negativo en la escala de neuroticismo puede exhibir rasgos opuestos como confianza, sentido de seguridad, independencia, autosuficiencia, compostura, estabilidad mental, control, relajamiento, tranquilidad, serenidad, paz, facilidad, equilibrio, frescura, etc.

Los pioneros de este modelo de personalidad estipulan que estos cinco dominios son tan vastos e incluyentes que comprenden a todas las personas. Cada individuo cae en al menos una de estas categorías. Estudia cuidadosamente y entiende a la persona que es tu sujeto de análisis. ¿En cuál categoría o cuántas categorías podría caer? ¿Qué tipo de combinaciones pueden hacerse a partir de sus rasgos de personalidad antes y durante el análisis? ¿Qué extremos son aparentes en su personalidad?

CAPÍTULO 5

¿QUÉ ES LA LECTURA DE MENTES?

¿Es posible leer la mente? ¿Los humanos realmente pueden leer las emociones y pensamientos de una persona? Leer la mente suena como un superpoder salido de un comic. Aunque no puedes comunicarte con alguien a millas de distancia como Charles Xavier, ciertamente puedes aprender esta útil habilidad ganando conocimiento con la práctica constante, enfoque y cierto nivel de experiencia. En este capítulo, discutiremos algunos trucos que puedes aprender y aplicar para leer la mente de otras personas. Hay algo que debes saber respecto a leer la mente antes de continuar leyendo estos consejos prácticos para meterte en la cabeza de alguien.

Leer la mente – Característica Incorporada en los Humanos

Los humanos están programados y diseñados de forma que es nuestra segunda naturaleza el leer las mentes de las personas cuando interactuamos con ellas. Puedes no darte cuenta de esto, pero puedes haber practicado esto de vez en cuando en tu vida diaria. El momento en que comentabas algo que tu amigo quería decir, "¿Cómo supiste que iba a decir eso?" Justo ahí, leíste la mente de la persona, anticipando la(s) palabra(s) y diciéndolas antes que tu amigo pudiera hacerlo. Esta habilidad innata está ahí presente, y sólo necesita ser practicada más para pulirla. Cualquier persona suficientemente determinada a pulir y afilar esta habilidad del dominio cognitivo debería tomar nota del hecho de que cada humano que lo rodea ha estado emitiendo cierto tipo de aura o vibras. Esto puede parecer un concepto metafísico, pero es bastante cierto. Tus sentimientos negativos y positivos pueden adherirse a alguien y viceversa. Puedes aprender a leer mentes prestando atención a estos detalles. Tan sólo se trata de enfocarse y practicar los siguientes consejos:

1. No ignores la Brecha Generacional

Los Boomers y Millennials tienen diferentes valores y procesos de pensamiento. Puedes aprender mucho de cómo piensa una persona tan sólo sabiendo a qué generación pertenece. Los Millennials usualmente no son tan sociales como los Boomers. Muchos Millennials también disfrutan trabajos que los hacen sentir independientes como los trabajos desde casa. Los Boomers, por el contrario, prefieren estar en el campo y son más abiertos a conversaciones de cara a cara.

2. Examina el Lenguaje Corporal

El lenguaje corporal juega un enorme rol en leer las mentes, tal como discutiremos a mayor detalle en los siguientes capítulos. Por el momento, tan sólo toma esto en cuenta como un paso de acción.

Imaginariamente aísla la persona de su entorno y enfócate únicamente en su cuerpo. Cuando tengas una conversación, observa si la persona está atenta, si baja la mirada, cambia la cara de dirección o retrocede. Estas con señales de que la persona no está comprometida contigo. Si alguien se inclina hacia ti mientras hablas, puede ser interpretado como que está prestando atención a lo que estás diciendo.

3. Escucha atentamente

En una conversación, escucha atentamente. Tener buenas habilidades para escuchar puede revelar una tonelada de información respecto a los pensamientos y emociones de alguien. Observa el tono cuando alguien habla, el entusiasmo y la frustración son fáciles de reconocer. Tu actitud de bienvenida también debería invitar a los otros a hablarte lo más posible. Entre más hable alguien, más revelarán de sí mismos.

4. Inicia una Conversación

Una conversación puede ser la llave para los pensamientos de alguien. Hacer las preguntas adecuadas es crucial. ¿Qué valora una persona? ¿Qué tema podría recibir una respuesta fuerte? Cuéntales historias y problemas de tu propia vida; la mayoría de las veces estarán de acuerdo en que tienen los mismos problemas o similares. De esta manera, tendrás un conocimiento más profundo de sus problemas y estado mental.

5. La Personalidad como un Determinante

Como se discutió previamente, los seres humanos tienen personalidades ampliamente diferentes. Aprender de la personalidad te hará determinar las características de alguien y lo que encuentran significativo. Un introvertido evitará encuentros y gustará de pasar tiempo a solas en lugar de salir con un grupo, mientras que un extrovertido preferirá pasar tiempo socializando libremente.

Leer la Mente, un poco más de Contexto:

La lectura de mentes es el arte de ganar poder absoluto en el reino cognitivo de una persona. No es u tipo de poder sobrenatural. En lugar de ello, los psicólogos expertos en cognición la denominan una técnica científica que involucra funciones cognitivas mayores como la percepción, razonamiento, concentración, memorización y comprensión. Trabaja bajo el principio de la actividad neuroeléctrica que ocurre en el cerebro. Los impulsos eléctricos o mensajes neuroquímicos realmente son señales bioeléctricas que vuelven nuestros pensamientos, recuerdos, emociones y sentimientos en estructuras mentales tangibles que están cableadas sistemáticamente en cierto orden o manera. El cerebro realiza cada actividad a una frecuencia diferente. El subconsciente tiene una corriente o nivel de frecuencia relativamente menor al de la consciencia.

Los expertos en controlar la mente usan el ejemplo de un motor de automóvil para describir el microcontrolador; es decir, los propósitos especiales de la computadora, las características del cebero. A un voltaje alto, la mente genera numerosos impulsos neurotransmisores que aceleran el proceso de pensamiento. La lectura de mentes también puede ser posible a través de máquinas electrónicas tangibles que describan las frecuencias y la longitud de onda de los impulsos. Los métodos de investigación y las pruebas especiales de detección de la policía se inventaron para leer la mente de una persona y detectar mentiras, traición, miedo, inhibición, emoción y otras emociones y pensamientos. Lo que ocurre es que estos detectores o lectores de ondas están conectados a la persona, escaneando su cerebro, de forma que pueden notificar cuando una vía sináptica particular se vuelve operacional debido a la transmisión de mensajes neuroquímicos. Numerosas investigaciones aún continúan desarrollando este campo.

¿Cómo hacer una lectura rápida de personas?

El curiosamente impactante hecho de la vida es la fuente de energía para todo tu funcionamiento y las acciones permanecen invisibles para ti. La mente humana y los pensamientos que corren en ella forman toda tu psique, y, aun así, frecuentemente están escondidos detrás de los confines de la caja mental. El poder mental es interdependiente de otros factores físicos como las experiencias, objetos, personas, etc. El poder de una mente para crear, pensar y analizar es maravillosamente abundante y, aun así, raramente se acostumbra a usar todo su potencial.

La lectura rápida de personas es una técnica que busca analizar a un individuo de manera fugaz y definida de acuerdo a ciertas pistas y señales predeterminadas. Esta es una fuente de interpretación tanto de los rasgos de personalidad como de los patrones de pensamiento de la persona en cuestión. En el pasado, leer estaba limitado a los libros y diarios; ahora, los tiempos han cambiado. Para ganar conocimiento, la lectura y estudio tradicionales no son suficientes. Tienes que notar el entorno físico, observar a las personas, entender sus emociones y acciones y aprender de las experiencias de vida.

El método de lectura rápida de personas inicialmente era usado para impulsar al cerebro a entregar su máximo rendimiento. El impulso a la cognición frecuentemente resulta en una ejecución óptima. La persona leyendo un promedio de 200-250 palabras por minuto frecuentemente es empujada a ejecutar rápidamente y mejorar su lectura a casi 600 PPM. Esto es posible aplicando varias técnicas al método de lectura usado para traer mejoras. Ahora, de la misma manera, una persona observando a otro individuo puede pasar por alto varias señales si es lector lento o desinteresado o le faltan las habilidades necesarias. Si quiere ejecutar un análisis rápido, debe acelerar las cosas.

La velocidad se gana cuando acumulas estas habilidades al leer a las personas:

✓ *Interés:* Debes estar interesado en tu objeto de estudio, es decir, la persona que deseas analizar.

✓ *Atención:* Debes prestar atención a los detalles más minúsculos y no pasar nada por alto.

✓ *Confianza:* Debes confiar tus habilidades de observación. No debes ser tímido de mirar alrededor, o directamente a los ojos del sujeto para así leer las señales, movimientos o expresiones específicas.

✓ *Objetividad:* Debes mirar a la persona sin prejuicios o tendencias personales para así tener una perspectiva imparcial de su personalidad.

✓ **Concentración:** Debes concentrarte únicamente en la persona que estás analizando. Tu mente debe actuar como un lente de convergente, enfocando todos tus pensamientos en leer a la persona.

✓ **Claridad del objetivo:** De antemano debes saber por qué estás haciendo una lectura rápida a la persona y por qué la seleccionaste. Ten claramente en mente tus intenciones y metas para acelerar el proceso, ya que la confusión retarda las cosas.

✓ **Dedicación:** Debes estar dispuesto a dedicar tu tiempo haciendo lectura rápida de personas. Si no puedes dedicar unos minutos de tu tiempo a observar al sujeto, no esperes entenderlo rápidamente.

✓ **Orden:** Debes poner tus pensamientos y contextos adquiridos en un patrón organizado para tener conclusiones sensibles y razonables. Será más sencillo comenzar a leer en una secuencia lógica como el lenguaje corporal, las pistas no verbales, las señales de comunicación verbal, etc.

Después de asegurarte que estas habilidades están alineadas en tus metas, puedes comenzar a practicar con facilidad y familiaridad la lectura rápida de personas. Las siguientes técnicas te permitirán saber a detalle los pasos de acción de este proceso.

TÉCNICA 7: DAR SEGUIMIENTO A LOS COLORES DE LA MENTE

Esta técnica explica el pensamiento y los modelos de personalidad en forma de una interpretación de color, justo igual que la codificación de color trabaja como una mnemotécnica de memoria. Los expertos en este campo sugieren que los colores tienen cierto lenguaje en el que hablan y exhiben sus propiedades. Estas propiedades pueden ser poseídas por quien usa ese color específico y puede tener bastante influencia en su personalidad y procesos de pensamiento. Aunque varias prácticas ya son frecuentes en este sentido, aquí intentaremos personalizar un poco este concepto para ver a qué conclusiones podemos llegar basados en la técnica de seguimiento del color.

Cuando establecemos un modelo o marco, significa que

estamos ideando un medio o mecanismo común para la comunicación de pensamientos y acciones entre las personas. Los colores de tu mente se organizan en un patrón o mecanismo para ser interpretado por quien sea que quiera leer tus acciones o pensamientos. Penetrar profundamente en los estilos de pensamiento nos hace darnos cuenta de las motivaciones y objetivos detrás de las acciones de un individuo. Esta técnica es un poco única, de forma que los colores son universalmente usados y entendidos, sin embargo, simbolizan cosas diferentes en todos lados. El comportamiento se vuelve una función en esta técnica, mientras los colores son herramientas para interpretar la función. Los expertos los comparan con los rayos ultravioleta para detectar espectros "no vistos" en las fotografías.

Estos rayos ultravioletas brillan en patrones conductuales y desvelan los intricados pensamientos detrás de cada uno. Otra cualidad importante de este modelo es que los comportamientos y acciones se vuelven transferibles debido a un medio común y vasto de colores. Las disciplinas de vida como la educación, negocios, matrimonio, etcétera, están todas relacionadas y mutualmente incluidas. Un individuo influenciado por un color específico y exhibiendo un color prominente en una de las disciplinas, en cierto momento, podrá estar dominado por sombras de otros colores que son dominantes en otras disciplinas. Esta transferibilidad hace que la naturaleza de una persona sea bastante dinámica y flexible, lo cual, a cambio, la vuelve más exitosa. El principio de funcionamiento del mecanismo de color es:

Conectar el propósito del pensamiento con la acción reflexiva.

El objetivo de esta técnica no es sólo darse cuenta de la forma en que una persona piensa o intenta completar una tarea, sino también notar el efecto que provoca ese pensamiento en particular en la forma que intenta completar la tarea. Es importante para que uno pueda ajustar su pensamiento en donde sea necesario y desarrolle una mejor perspectiva para lograr un término significativo de tareas. También, el propósito de esta técnica es fijarse en un conjunto de criterios de pensamiento o nociones que hayas rastreado en ti mismo o alguien más y adaptar tus acciones a ello, para así entender los posibles efectos de cada estilo de pensamiento y prepárate para usar cualquiera de ellos cuando sea necesario. A continuación, se refiere una muestra de tabla de color y mecanismo investigado por los psicólogos del color Sue Thame y Jerry Rhodes.

Sigue estas acciones para entender esta técnica e implementarla:

- Usa una table de color o leyenda codificada de colores para dar seguimiento a tu puntaje y seleccionar tus respuestas a cada acción de acuerdo a tu preferencia.

- Entiende cómo las personas piensan relacionando sus puntajes en estas tablas para saber lo que piensan.

- Pues personalizar la tabla para brindarte más libertad de elegir tus acciones deseadas y así transmitir el estilo de pensamiento de una manera cánida y liberada.

- Sé rápido y espontáneo en tu selección y puntaje; no pienses de más. La respuesta más sincera es la más rápida, y revela los pensamientos verdaderos de una persona.

- No reveles el color de tu código antes de mapear para así obtener los resultados más precisos y sin influencia.

- Nota que el puntaje tiene un rango del 0 al 10. En cada unidad, el puntaje máximo sería el 10 para tres acciones codificadas por color, colectivamente. Por ejemplo, si asignas un 0 a la primera opción, 3 a la segunda opción, entonces la tercera opción obtiene un puntaje de 7 para completar la cuota de 10.

- Nota que los tres dominios de color dominantes son

Rojo, Verde y Azul. Todas las acciones seleccionadas para rastrear las respuestas caerán dentro de estos tres grandes dominios del color.

• Las acciones que requieren una selección de respuestas específica serán categorizadas en unidades que contienen una colección de tres acciones que reciben puntajes de acuerdo a tu nivel de preferencia. Después, los puntajes serán añadidos a la columna de puntajes de cada categoría de color para calcular cuál dominio de color tiene más o menos puntos. (Nota: Una vez que te acostumbres a usarla, puedes añadir más unidades personalizadas).

• La interpretación de color será revelada después de que el mapeo está hecho y el puntaje ha sido calculado.

• Un simple gráfico de leyenda es usado como clave para distinguir qué acción o respuesta pertenece a qué categoría de color.

Muestra de Tabla de Puntaje de Color con algunas Indicaciones de Acción

Unit 1	Score (0-10)
If you could choose the way to deal with a problem you would prefer to:	
a) Seek out an entirely new solution that surprises others, different from old ways.	......
b) Stick to what seems right and rational.	......
c) Reach a middle ground by opting for what is common and sensible, and what needs improvement.	......
Unit 2	
At the time of event planning, the best thing you like about it is:	
a)Getting to choose between complex yet exciting choices about what should be done.	......
b)Imagining potentially negative outcomes and thinking positive alternatives beforehand.	......
c)Organizing things, sorting them into lists, charts, etc., making preparations.	......
Unit 3	
The best method to shop is:	
a)Keeping my mind open when considering all choices and expecting a newer variety.	......
b)Will be better if I Know more about the available product choices before making a choice.	......
c)Will never start until every detail and a list is made to follow systematically.	......

Pensar en un todo es la combinación de tres componentes de color; RVB (Rojo, Verde y Azul). Estos tres aspectos o dimensiones definen el mecanismo de tu proceso de pensamiento como un concepto integral. Deberás agregar a cada unidad a's, b's y c's en columnas separadas, ya que cada acción establecida en la gráfica anterior corresponde a un dominio de color particular. Después de los cálculos, la suma del puntaje debe ser mencionada en la sección de puntaje de la table en relación a las columnas de colores que representan un rasgo de personalidad distintivo o categoría de pensamiento. La leyenda del puntaje puede ser referenciad apara entender el puntaje colectivo de cada categoría.

Color:	a) Green	b) Red	c) Blue
Score:	. . . . . .	. . . . . .	. . . . . .

Puntuación y Leyenda de Color

(Nota: La leyenda de color puede variar tan bajo como 5 y tan alto como 70 y superior; esto depende enteramente del número de unidades añadidas a la table y al número de acciones a las que se les da seguimiento y puntaje.)

En este escenario, tenemos tres unidades de acciones con un total de nueve respuestas. Por lo tanto, nuestra muestra leyenda de puntaje personalizada para determinar la dominancia de una categoría de color particular o dominio sería:

--> **0-5** = Probablemente evitas pensar de esta manera. Puedes pasar este color por alto al punto de rechazarlo.

--> **5-10** = Puedes tomar este color como una alternativa de pensamiento, por ejemplo, una forma de pensar de "quizás también esto".

--> **10-15** = En este estilo de color, eres capaz de pensar más seguido que no.

--> **15-20** = Regularmente te guías por este dominio del color. Tus pensamientos son altamente motivados por este estilo.

--> **20 o más** = Tiendes a usar de más este estilo de pensamiento o color, debilitando tu poder para usar otros colores.

El significado de los colores es el siguiente:

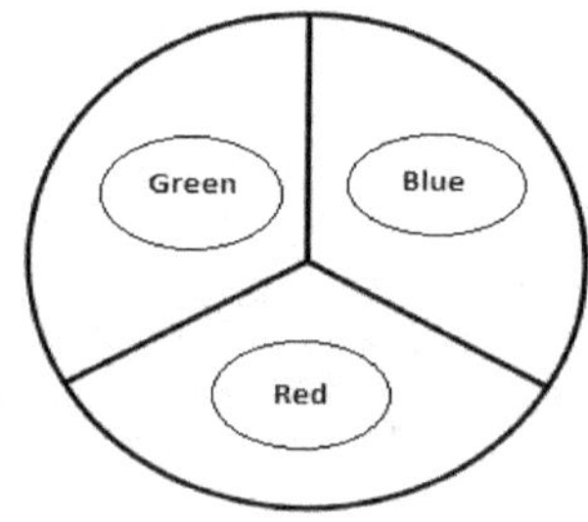

Rojo dice Describe lo que es Verdadero

Azul dice: Juzga lo correcto

Verde dice: Nota lo que es Nuevo

Ejemplo de cómo usar este método

Toma una pluma y papel para escribir los resultados obtenidos y para entender cómo usar esta metodología.

El ejemplo consiste de tres unidades, cada una de las tres proponiendo tres tipos de respuestas.

Cada respuesta puede dar un puntaje numérico de cero a diez. El valor cero indica que la acción no pertenece a tu forma de ser y nunca lo harías: el valor 10 sugiere que es una acción que siempre haces. Para cada unidad, la suma de los puntajes de las tres respuestas debe ser 10. Por ejemplo, si en la respuesta a) asigné el valor de 5, a la respuesta b) asigné el valor de 3, consecuentemente la respuesta c) tendrá asignada el valor de 2.

El significado de los colores es el siguiente:

Rojo dice: Describe lo Verdadero

Azul dice: Juzga lo Correcto

Verde dice: Nota lo que es Nuevo

Ahora comenzaremos a asignar puntajes a las tres unidades.

UNIDAD 1

Pregunta: Si pudieras escoger el lidiar con un problema, tu preferirías:

Respuesta a) Buscar una solución completamente nueva que sorprenda a los demás, diferente a las formas tradicionales.

El puntaje es: 5

Respuesta b) Apegarse a lo que parece correcto y racional.

El puntaje es: 3

<u>Respuesta c)</u> Alcanzar un punto medio optando por lo que es común y sensible, y lo que necesita ser mejorado.

El puntaje es: 2

UNIDAD 2

<u>Pregunta:</u> Al momento de planear un evento, lo que más te gusta es:

<u>Respuesta a)</u> Cómo elegir entre opciones complejas pero emocionantes de lo que debe hacerse

El puntaje es: 3

<u>Respuesta b)</u> Imaginar figuras potencialmente negativas y pensar en alternativas por adelantado

El puntaje es: 5

<u>Respuesta c)</u> Organizar cosas, colocarlas en una lista, tablas, etc., hacer preparativos.

El puntaje es: 2

UNIDAD 3

<u>Pregunta:</u> El mejor método para hacer las compras es:

<u>Respuesta a)</u> Mantener la mente abierta al considerar todas las opciones y esperar una nueva variedad

El puntaje es: 3

<u>Respuesta b)</u> Sería mejor si supiera más de las opciones de productos disponibles antes de tomar una decisión

El puntaje es: 4

<u>Respuesta c)</u> Nunca comenzaré hasta que cada detalle de la lista esté hecho para seguirlo sistemáticamente

El puntaje es: 3

Se ha terminado la atribución de puntajes a cada unidad. Ahora, todos los valores de las respuestas a) de cada una de las tres unidades deben ser sumados, después todos los valores de las respuestas b) de cada unidad, y finalmente, todas las respuestas c) de cada unidad.

El resultado es el siguiente

Puntaje total respuesta a): 11

Puntaje total respuesta b): 12

Puntaje total respuesta c): 7

La suma del puntaje después de los cálculos debe mencionarse en la sección de puntaje de la tabla proporcionada abajo, en relación a las columnas de color que representan un rasgo de personalidad distintiva o categoría de pensamiento. La leyenda de puntaje puede ser referida para entender el puntaje colectivo de cada categoría.

La respuesta a) representa el color VERDE

La respuesta b) representa el color ROJO

La respuesta c) representa el color AZUL

En este ejemplo, tenemos una prevalencia de la respuesta

b), color rojo, con un puntaje igual a doce.

Esto significa que tiendes a pensar en este estilo de color: Juzgar lo correcto.

TÉCNICA 8: DETECTAR LOS INFLUENCIADORES DEL ÁNIMO TANGIBLES E INTANGIBLES

Una persona puede ser categorizada por su proactividad o reactividad. De acuerdo a esta técnica, discutiremos formas o señales para detectar qué mueve a una persona y por qué. A diferencia de las técnicas de las primeras semanas, aquí el enfoque es más en el cómo que en el por qué. Las personas pueden no estar de acuerdo, pero la realidad es que los influenciadores pueden ser alterados. Los objetos o emociones y los pensamientos y acciones, los cuales influencian nuestro estado de ánimo, pueden ser personalizados, cambiados o bloqueados completamente a tu disposición.

"Las personas son tan felices como deciden serlo." - Lincoln A.

Las decisiones que hacemos determinan nuestro estado de ánimo diario; entre tus decisiones sean más proactivas, te sentirás más alegre. Entre más reactivo te vuelvas, experimentarás más culpa y autoconsciencia. Sé un vaso de agua tranquila; no una botella de gaseosa que reacciona ante el más mínimo estímulo. El análisis de comportamiento y personalidad humana también te permite volverte más consciente de tus propias decisiones. Al examinar el nivel de proactividad y reactividad de tu sujeto de estudio, es probable que también de auto examines.

Considera algunos estados de ánimo y comportamientos como ejemplo:

✓ Culpar a alguien más por ser reactivo.
✓ Aceptar tus defectos e intentar hacer mejoras para ser proactivo.
✓ Guardar rencor y hacer que los demás y tú sean reactivos.
✓ Perdonar a otros y a ti mismo. Dar la vuelta a la hoja en el libro de la vida para seguir adelante es ser proactivo.

Sin embargo, no ser afectado por influenciadores y bloquearlos es una cosa, mientras que controlarlos es algo enteramente diferente. Algunos influenciadores son tangibles u objetos físicos o sensaciones que afectan nuestro estado mental e influyen en nuestro humor. Por ejemplo, clima caluroso, lluvia, ropa tiesa, comida fría, zapatos sucios, cabello enredado, endulzantes, suplementos alimenticios, perfumes, tráfico, habitación desordenada, sonidos fuertes y conmoción, estirarse, violencia física, pesos y abrazos, apretones de manos, palmadas en la espalda, la luz del sol, aire fresco, materiales que emanan calor como una fogata, etc. Supongamos que una persona es fácilmente marcada por una muestra de violencia física. Está sentado contigo en un restaurante, hablando, lo estás observando cuando de repente detectas a vibra particular saliendo de su dirección, alterando su estado de ánimo. Puede parecer desanimado por algo, suprimiendo su enojo o descontento. Si eres rápido y registras este cambio de ánimo, el siguiente paso es descubrir cómo pasó. Miras alrededor y sigues la dirección de su mirad ay notas a un niño siendo golpeado por su padre en público. Deberías ser capaz de unir las piezas y entender que tu sujeto de estudio puede ser influenciado por esta muestra de violencia.

Sin embargo, si no estuvieras leyendo esto ahora, podrías haber asumido que su repentino cambio de ánimo se debe a algo que dijiste o hiciste o porque simplemente parece una persona malhumorada con estos repentinos cambios de humor.

Considera otro ejemplo. Supongamos que estás esperando invitados. Ya has preparado la sala como un área de recepción. Has limpiado moderadamente y refrescado el aire con spray de sándalo. Tus invitados llegan, les das la bienvenida y los invitas a sentarse. Al saludarlos, te percatas que una persona no está respondiendo particularmente. Tiene una mirada de disgusto en el rostro y estás sorprendido. Piensas en los posibles agentes de cambo de ánimo que pudieran haber hundido su estado de ánimo, y quizás te des cuenta que podría ser debido a la fragancia inusual, o lo desordenado de la habitación, o quizás por una migraña que ha tenido desde la mañana. En todas las situaciones posibles, ha sido obligado a actuar de una manera particular, no de buena gana. Tienes que darle a la persona el beneficio de la duda antes de hacer asunciones erróneas.

Otro tipo de influenciadores del estado de ánimo son los influenciadores intangibles o emocionales, que incluyen sentimientos de gratitud, culpa, amor, apreciación, nostalgia, etc. Íntimamente relacionados a los factores motivacionales mencionados previamente, la mayor diferencia entre influenciadores del estado de ánimo y factores motivacionales, es que la motivación gobierna nuestros pensamientos e intenciones, mientras que estos pensamientos se vuelven acciones respectivas de manera intensa o inintencionalmente. Los influenciadores secundarios son más que nada elementos que alteran nuestro estado de ánimo y acciones de manera voluntaria o involuntaria. Mientras la motivación es necesaria como requerimiento para ejecutar una tarea en particular, el estado de humor influyente es un agente compulsorio que afecta nuestro tren de pensamientos, la dirección de tu respuesta y el camino de acción que resulta de consecuencias inesperadas. Algunas veces, sin embargo, las personas pueden estar en disposición de crear un entorno con los influenciadores de estado del ánimo deseados, para así acelerar su ejecución y lograr el resultado planeado. De esta manera, los influenciadores del humor actúan más o menos como factores motivacionales para planear una acción. Por ejemplo, una persona a la que le gusta trabajar en habitaciones espaciosas, soleadas y con una atmósfera fragante parece trabajar mucho mejor en un espacio despejado y limpio. En esta situación, el individuo puede usar de forma positiva los influenciadores del estado de ánimo para mejorar su ejecución. Al abrir las cortinas, dejar el sol entrar, preferir trabajar en horas de día, esparciendo en su habitación su esencia favorita usando un difusor eléctrico de fragancias y minimizando las cosas, puede crear un entorno que eleva su estado del ánimo y mejora su ejecución laboral. Los esfuerzos hechos para asegurar esto también son una señal de sus rasgos de personalidad como la dedicación al trabajo, concentración, esfuerzo, orden y organización y aversión al desorden.

Supongamos que tu amigo parece estar desatento o insensible ante tu conversación. Podrías asumir que simplemente no está interesado en lo que tienes que decir o reclamar. Pero quizás, en ese momento, él está más influenciado por la enorme pila de trabajo sin hacer que le espera en casa, el cual tiene una fecha de entrega próxima. Tal vez esta sea la razón por la que está preocupado en el momento, pero no significa que no le importas. Después de todo, una enorme pila de trabajo y fechas de entrega próximas seguramente pueden hundir su estado de ánimo. Teniendo en mente estos posibles influenciadores, practica esta técnica para entender más acerca de las formas del humor de la personalidad de un individuo.

TÉCNICA 9: DESCUBRIR LAS FORTALEZAS DE CLIFTON

Las fortalezas de Clifton han sido propuestas por el Padre de las Fortalezas Psicológicas, Don Clifton. De acuerdo a la Asociación Americana de Psicología (APA, por sus siglas en inglés), a través de la invención de estas fortalezas, la psicología tomó una nueva perspectiva de análisis de la personalidad humana. Regularmente, enfocarse en estas fortalezas y su presencia en la personalidad de una persona hace la lectura rápida mucho más sencilla y divertida. Sin embargo, debe notarse el hecho de que la mera presencia de estas fortalezas puede no proveer una garantía de lograr éxito en la vida. La investigación muestra que un individuo que presta atención cercana a sus fortalezas y las utiliza a propósito tiene oportunidades más altas de éxito y logro. Y aquellos que no aprovechan la oportunidad de enfocarse y utilizar sus fortalezas son los que más tarde se arrepienten de las oportunidades perdidas en la vida y permanecen, sin mucho progreso, en el mismo tramo de la escalera de los logros.

A través de los años pasados, numerosas personas han tratado la evaluación de fortalezas sólo por diversión o sin darse cuenta del propósito clave detrás. Los modelos de negocios, test de liderazgo, exámenes escolares, sesiones de asesoramiento profesional y terapia psicológica, todos ellos tienen, de una forma u otra, uso de esta evaluación para analizar las personalidades y modelos conductuales. Esta evaluación puede estimar el nivel de productividad tanto en el trabajo como en las relaciones. Si haces uso de estas fortalezas y permites que otros también estén conscientes de ellas, puedes incrementar tus oportunidades de vivir en un ambiente mucho más productivo de lo que estás experimentando ahora. También puedes entender cómo las Fortalezas de Clifton definen potenciales distintivos de tu personalidad que, de ser motivados apropiadamente, pueden transformarse en una forma cinemática. Otra característica importante, además de la motivación, sería adquirir las habilidades necesarias y conocimiento acerca de la fortaleza o talento que piensas que posees, o que la persona que estás analizando posee. Esto es porque meramente ser talentoso no te llevará, a ti o a cualquier persona, a ningún lado si no sabes cómo usarlo apropiadamente y de manera constructiva.

El principio de trabajo de la psicología de las fortalezas es trabajar y enfocarse en las fortalezas presentes en la persona, en lugar de concentrarse en las faltantes. Ocurre que tendemos a enfocarnos más en nuestros defectos y la falta o ausencia de ciertas fortalezas en nuestras personalidades. Esforzándonos por conocerlas, tendemos a olvidar cómo maximizar nuestro potencial presente y ganas experiencia en un área niche específica. Como resultado, las personas usualmente tienen un conocimiento superficial de varas cosas, pero no tienen un entendimiento profundo de una sola área o dominio.

Imagina el dilema de las personas hoy en día. Todas sus vidas han tratado de convertirse en lo que no son. Es casi como una amenaza psicológica ocupacional. También nos ocurre a nosotros. Cuando sea que nos damos cuenta que fallamos en algunas áreas y necesitan mejora, automáticamente comenzamos a prestar más atención en ellas. Esto se vuelve tan habitual que en nuestra búsqueda para lograr lo que nos falta, comenzamos a olvidar lo que sí tenemos. Si tomamos por hecho las cualidades siempre presentes que nos han sido otorgadas, pueden comenzar a trabajar en nuestra contra en lugar de en nuestro favor.

Supongamos que tu hijo es un entusiasta cuando se trata de actividades deportivas. Siempre sobresale en los deportes.

Él es, sin embargo, un estudiante promedio cuando se trata de lo académico. Cuando sea que ves su reporte de ejecución deficiente, te das cuenta que le ha estado faltando la academia y necesita mejorar en esa área. Lo motivas a tomar clases remediales o cursos de perfeccionamiento, etc. Él comienza a prestar más atención al lado académico a pesar de añorar las actividades deportivas. El tiempo pasa cuando se ha vuelto en alguien superior al promedio en la academia, pero la falta de práctica deportiva puede haber transformado su ejecución excelente en una fortaleza o capacidad debajo del promedio dentro de su área preferida. Es necesario un análisis apropiado para entender qué fortalezas están presentes en una persona y por qué deberían ser retenidas y pulidas aún más.

La investigación ha demostrado que a pesar de que los humanos somos creaturas que poseen adaptabilidad, algunos rasgos se mantienen estables, descansando en el corazón de nuestra personalidad. No son muy afectados por el tiempo, cambio de humor u otros factores influenciadores como nuestras pasiones, intereses, talentos, etc. El buscador de Fortalezas de Clifton intenta evaluar estos tipos de fortalezas estables presentes en las personas.

Los expertos sugieren que las personas que comienzan desde cero con un talento y lo siguen con la inversión necesaria, conocimiento, habilidades, entrenamiento profesional y experiencia, de hecho, multiplican sus oportunidades de éxito y productividad, efectivamente reduciendo las posibilidades de perder tiempo y trabajar de más, teniendo dificultades constantes con muy poco o nada a cambio. Por lo tanto, antes que nunca, las personas descubren sus fortalezas y las agrupan con todos los elementos para hacer la receta perfecta para la fortaleza y el éxito. Como un analista de personas y su personalidad, debes darte cuenta del rotundo hecho de que,

---

"Todo individuo tiene talentos y fortalezas, esperando a ser desenterradas del jardín de tierra de su personalidad."
-- I F.

La evaluación para encontrar fortaleza no busca solamente suplir a las personas con fortalezas que quieren adquirir, sino ayudarles a localizar sus áreas de talentos potenciales o fortalezas latentes o habilidades. Los siguientes puntos son las famosas 34 Fortalezas de Clifton encontradas en las personas. Estas fortalezas están enlistadas en orden alfabético (de acuerdo a su nombre en inglés):

1. Currante: Un impulso interno constante por lograr cosas. Esta fortaleza te motiva a tener un logro todos los días, sin importar que tan pequeño parezca, a fin de tener un sentido de cumplimiento y satisfacción.

2. Activador: Una persona tiene esta fortaleza si está constantemente buscando acción y participación activa en una tarea. Frecuentemente habrás escuchado de algunos miembros del equipo preguntando, "¿Cuándo podemos comenzar el trabajo?" o "¿Deberíamos empezar entonces?". Una vez que una tarea ha sido planeada, añoran por una acción pronta.

2. Adaptabilidad: Este es un hombre que está al día. Siempre ajustándose y viviendo al momento. Es capaz de responder con disposición y adaptarse de acuerdo a las demandas de la situación sin importar que haya hecho planes previos.

3. Analítico: Esta persona está constantemente presentando a otros conceptos de hechos y escenarios retadores de probar, demostrar, ejemplificar, etc. La persona es algo objetiva y no se

deja llevar fácilmente por las emociones. Se mantiene firme en sus opiniones y continúa buscando realidades para entender la posible relación entre los hechos y los juicios.

4. Organizador: Esto significa que un individuo es capaz de conducir y manejar varias cosas complejas de manera organizada y disfruta encontrar la mejor forma de hacerlo.

6. Convicciones personales: Esta persona tiene un fuerte sentido del altruismo, justicia, amor por la espiritualidad, una fuerte conducta moral y un sistema de creencias fijas que ha fortalecido los valores que sigue en cada paso de su vida.

7. Líder: Hace que la persona tome el mando y control de otras personas y situaciones. La persona que posee esta fortaleza frecuentemente impone sus puntos de vista y ordena a los demás. Tiene una personalidad confiada y no duda en confrontar o tomar riesgos. I

8. Comunicación: A esta persona le gusta hablar, escribir, ser anfitrión y presentar. Le gusta estar en contacto

con el público de una manera u otra. Frecuentemente es visto narrando memorias pasadas, historias e incidentes de vida en reuniones sociales para atraer la capacidad de atención de las personas hacia él.

9.   Competencia: El sentido de logro de esta persona siempre es dependiente de la tasa de éxito de otras personas. Está obligada a compararse y tener un rendimiento extra para sentirse éxitos. Busca las victorias retadoras y el éxito que conllevan.

10. Conectividad: Este individuo ve el mundo como una esfera integral. Cada persona está conectada entre sí; toda acción se relaciona a una causa o motivo. Esta persona sabe qué tan estrechamente ligados están los humanos viviendo en una sociedad y las responsabilidades mutuas que vienen con esta conexión.

11. Consistencia: Esto significa cree en calidad y regularidad sobre cantidad y esporadidad. El balance es el principio de la persona. Tiende a mantener lo justo en cada relación y objetivo de trabajo.

12. Contexto: Esta persona vive en el presente

relacionándolo al pasado. Usa su conocimiento previo de experiencias pasadas para entender preguntas y situaciones del presente.

13. Deliberativo: La vigilancia, cuidado, privacidad, cautela y actitud reservada resumen esta fortaleza.

14. Desarrollador: Esta persona siempre está buscando el potencial y talento oculto de otras personas. Es alguien que disfruta facilitar el futuro desarrollo de estos potenciales con su habla, acciones y guía. Esta persona toma al ser humano como un trabajo en proceso, explorando y floreciendo en las posibilidades de crecimiento y mejora.

15. Disciplina: Se trata de un individuo predecible que necesita orden en su vida. Necesita que todo esté planeado con tiempo para evitar disturbios físicos o caos mental.

16. Empatía: Esta persona tiene un radar intrínseco para percibir las emociones y sentimientos de quienes lo rodean.

17. Enfoque: Quien está guiado por este talento necesita una meta clara a la que aspirar. Necesita establecer sus prioridades para ayudarle a enfocarse en el camino que debe

tomar en la vida para alcanzar sus metas.

18. Futurista: A esta persona le gusta mirar en la dirección del futuro, tratando de prever su vida una vez que el presente se convierta en pasado.

19. Armonía: Armonía significa que la persona cree en un entorno benévolo y sin conflicto. Es bastante agradable. Le gusta calmar un conflicto emergente alcanzando un acuerdo mutuo y manteniendo un entorno armonizado.

20. Creativo: Este es una lluvia de ideas, innovador y un gran creador de ideas. Está fascinado por conceptos y las conexiones entre las cosas, tareas y personas.

21. Integración: "Haz espacio para los demás también." La persona trabajando bajo esta filosofía es probable que sea un "inclusor". Está aceptando a una persona, dándole la bienvenida a cuantos pueda en su círculo y haciendo lo posible para que no se sientan excluidos. Cree en la igualdad de oportunidades.

22. Individualización: Más o menos el antónimo de inclusividad, la persona que tiene esta fortaleza tiende a

detectar las cualidades individuales de las personas. No le gusta generalizar a las personas, odia los estereotipos y grupos genéricos que ensombrecen el potencial individual de una persona.

23. Input: A esta persona le gusta investigar y buscar respuestas. Le gusta colectar información, cosas interesantes como monedas, libros, fotos, etc. Cada acción que hace debe tener un input, por ejemplo, conocimiento y una nueva perspectiva de algo, un lugar o una persona. Este individuo es curioso respecto al mundo, como si fuera una computadora buscando inputs de dispositivos periféricos como los órganos sensoriales o factores ambientales, etc.

24. Intelectualidad: A un intelectual le gusta pensar y funcionar a través de actividades cognitivas que ejercitan su cerebro.

25. Aprendizaje: Esta persona es una buscadora de conocimiento. Encuentra emocionante el obtener conocimiento y la prospección de comprender las cosas.

26. Optimizador: Este individuo es un perfeccionista. Un buscador de excelencia. No le interesan los resultados

debajo del promedio. Su blanco es la ejecución óptima.

27. Positividad: Esta persona es optimista y generosa. Busca las ventajas más que las desventajas en una situación determinada.

28. Relacional: Esta persona tiene un círculo cercano de amigos y familia en cuya compañía se siente contento. Puede no exhibir timidez al conocer nuevas personas, quizás algunas veces hasta lo disfrute debido a ciertas razones, pero aun así prefiere estar cerca de sus seres queridos y estar en compañía familiar.

29. Responsabilidad: La persona responsable siempre toma la propiedad de sus compromisos y deberes. Se siente moral y emocionalmente obligado, bajo su propio acuerdo, a cumplir honorablemente sus promesas y roles. Tiene un sentido de integridad y se siente obligado a compensar si, en algún caso, no puede entregar como lo prometió.

30. Restaurativo: Esta persona busca restaurar los daños. Toma problemas retadores y crea soluciones. Mientras otras personas cometen errores y evitan solucionarlos o corregirlos, este individuo endereza el problema y la solución

buscando la raíz del problema, conceptualizando la solución e implementándola.

31. Seguridad en sí mismo: Esta persona tiene fe en sus habilidades. Tiene una actitud de "lo puedo hacer". Esto significa que un individuo no sólo tiene confianza de sus fortalezas potenciales, sino también de su juicio.

32. Significado: Esta persona busca ser reconocida por sus habilidades y trabajo duro. Darle cierta importancia significativa la hace sentir más energética y apreciada. Le gusta sobresalir de entre la multitud.

33. Estratégico: Lo que hace una persona estratégica es navegar a través de varios temas y opciones e investigar el mejor método para implementar.

34. Woo: Este individuo es un complacedor público. Se gana a la gente fácilmente debido a su carisma, sean desconocidos o no.

CAPÍTULO 6

COMUNICACIÓN Y PERSONALIDAD

La comunicación es el proceso de compartir. Se deriva de la palabra del latín *communico*. Cuando dos o más personas se conocen, comparten información, sentimientos, ideas, pensamientos, etc. La comunicación es un proceso continuo de hablar, escuchar y entender. La comunicación es una habilidad. La mayoría de las personas nacen con la habilidad física de hablar, pero para hacerlo bien y coherentemente, uno debe adaptarse a ciertas características claves que vuelven tus habilidades de comunicación perfectas. Las habilidades de comunicación construyen tu personalidad. Te da confianza y sube tu autoestima, dándote a tu personalidad una apariencia sobria y sofisticada.

La comunicación es el medio más vital por el que las personas se conectan en la sociedad, y la falta de buenas habilidades de comunicación pueden hacer a la sociedad un lugar miserable para vivir. Para vivir en un entorno pacífico, es necesario que el hombre tenga buenas habilidades de comunicación. Hoy en día, la persona más exitosa es aquella que se puede comunicar con efectividad. La buena comunicación construye personalidades fuertes, y las personalidades fuertes toman buenas decisiones. En una habilidad que uno continúa desarrollando hasta el día que muere. No hay límite para desarrollar y mejorar esta habilidad en específico. Los humanos deben seguir moviéndose e intentando mejorar sus personalidades con técnicas de comunicación propias. Recuerda, aquí estamos juzgando sus métodos de comunicación más que sus habilidades de comunicación efectiva. Esta semana estarás analizando la forma en que se comunican las personas.

Comunicación no verbal

Otro importante elemento de la comunicación es la

comunicación no verbal. La comunicación no verbal es una comunicación interpersonal con significado lingüístico. El mensaje no verbal transmite sentimientos de forma más acertada que los medios verbales. La comunicación no verbal comprende de varios factores como la apariencia, expresiones faciales, contacto visual, gestos, tacto, posturas, voz, espacio y tiempo. La comunicación no verbal es todo menos palabras. Cuando se trata de apariencia, tu personalidad habla por sí misma. La apariencia que da la personalidad de alguien puede afectar las impresiones que otros tienen respecto a su credibilidad, honestidad, competencia, juicio y estatus.

La cara de una persona es más capaz que otras partes del cuerpo de comunicarse de forma no verbal. La cara envía mensajes acerca de sus emociones como la felicidad, dolor, frustración, miedo, etc. De hecho, no tenemos que preguntar a las personas acerca de sus sentimientos. Sus expresiones faciales revelan su estado emocional actual. De forma similar, cuando se trata de comunicación no verbal efectiva, el contacto visual es el principal factor en reflejar la intención de uno a través de los movimientos oculares. El contacto visual directo muestra el nivel de confianza, mientras que romper el contacto visual da señales de timidez.

Puedes predecir las intenciones de alguien tan sólo por los gestos que está mostrando. Por ejemplo, morderse las uñas muestra nerviosismo de una persona, asentir con la cabeza muestra consentimiento, y los pulgares arriba son usados como una señal para mostrar aprobación. Así es como las personas se comunican con gestos, sin siquiera decir una palabra. A pesar de que la comunicación es no verbal, los sonidos exclamatorios que vienen de la boca de una persona transfieren un mensaje que desea enviar. Por ejemplo, si alguien se lastima accidentalmente, un sonido de "ouch" provendrá de su boca, el cual muestra su dolor e inconformidad. De la misma manera, si está en un estado de ánimo penoso o sintiéndose melancólico, suspirará, lo cual comunicará sus emociones tristes.

Estos factores hacen la comunicación no verbal fuerte y poderosa. Uno no puede negar que el rol de gestos, contacto visual, expresiones faciales y otras señales similares ayudan en una comunicación no verbal efectiva. Es un instinto innato de los seres vivos el comunicarse. Cuando el lenguaje no estaba ahí, las personas lograban comunicarse entre sí a través de diversos gestos y posturas o incluso símbolos gráficos. La comunicación efectiva es importante ya sea verbal o no verbal, y las intenciones son una parte vital de todos los medios de comunicación. Durante tu análisis, cuando observes a una persona comunicar algo verbal o no verbalmente, debes buscar respuestas posibles a las intenciones cuestionables de tu sujeto de estudio.

Semana 3

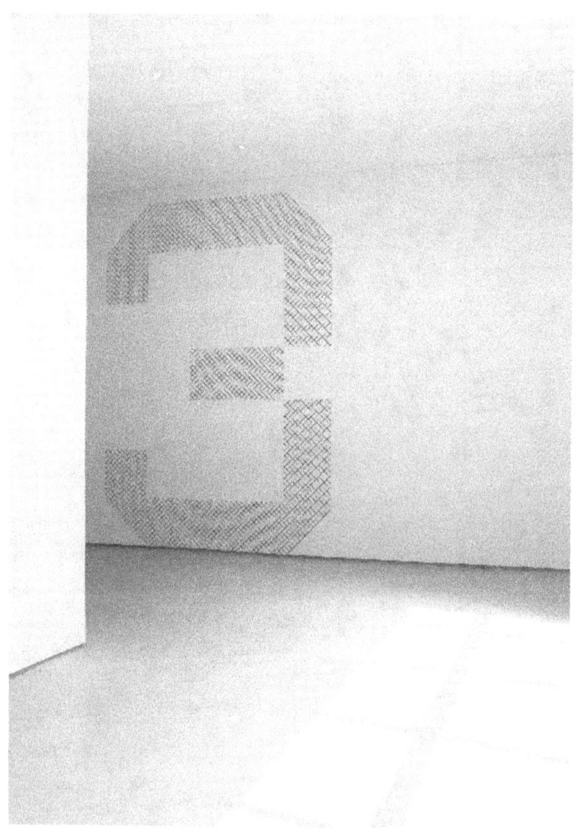

TÉCNICA 10: DETECTAR EL LENGUAJE CORPORAL (GESTOS, ACTITUD, POSTURA, ETC.)

Este es uno de los aspectos más importantes de la comunicación no verbal y es relativamente más sencilla de detectar. Cuando una persona deja de hablar, el cuerpo comienza a comunicarse. El enfoque de la audiencia es dirigido a cada gesto de las manos, y cada postura que representa el cuerpo. También es importante notar la actitud en personas que se están moviendo o parando cerca, como en las filas, mostradores de restaurantes, etc. Las siguientes son cuatro posturas del cuerpo que pueden atribuir ciertos rasgos de personalidad.

• Una persona parada con la espalda recta. Esta es una postura neutra representando calma, maneras y comportamientos asertivos.

• Una persona encorvada hacia adelante en una postura colapsada. Esto revela una actitud de darse por vencido o un estado de ánimo depresivo.

• Una persona que mantiene una posición recta con los brazos extendidos y los pies separados. Esto frecuentemente exhibe una actitud confiada y de mente abierta con una actitud dominante.

- Alguien ligeramente inclinado hacia otra persona al pararse a su lado. Esto representa un gesto dulce de simpatía. Por ejemplo, un maestro que se inclina hacia un estudiante mientras lo está escuchando.

Al analizar una personalidad, debe ser notado que la interpretación de estos gestos o posturas sigue siendo de naturaleza algo subjetiva a pesar de ser investigados varias veces. Esto es porque los humanos frecuentemente mostrados respuestas impredecibles y repentinas, sin embargo, a la larga los patrones pueden ser prediciblemente repetitivos debido a la observación y análisis consistente. Por lo tanto, una vez que comienzas a practicar, comenzarás a predecir las respuestas esperadas de tu sujeto de análisis o incluso adivinar sus alternativas en una situación determinada.

TÉCNICA 11: PERCIBIR EL MOVIMIENTO OCULAR

Dicen que los ojos son las ventanas al alma humana. Qué tan correcto es esto depende de la habilidad del espectador durante su observación. Cada vistazo importa, y cada movimiento es registrado por el individuo dedicado seriamente a aprender esta técnica de analizar a las personas. Definitivamente puede existir relatividad entre el movimiento de los ojos y la actividad cognitiva descrita por el famoso psicólogo William James.

Considera estos puntos cuando observes los movimientos oculares:

1. La dilatación de las pupilas usualmente significa atracción e interés en la persona percibida.
2. Estos son seis movimientos oculares específicos que la versión generalizada de la teoría: VR, VC, AR, AC, AD y K.
   - o VR (Visualmente Recordando): Apuntando arriba a la izquierda
     - recordando imágenes vistas previamente
   - o VC (Visualmente Constructivo): Apuntando a la izquierda
     - creando imágenes que no ha visto antes
   - o AR (Auditivamente Recordando): Apuntando a la parte inferior izquierda
     - recordando imágenes previamente escuchadas

- o AC (Auditivamente Constructivo): Apuntando arriba a la izquierda
  - creando sonidos o voces que no han sido escuchadas. Por ejemplo, las preguntas por venir del examinador.
- o AD (Digitalmente Auditivo): Apuntando a la derecha
  - Enfocándose en la voz de un diálogo interno
- o K (Kinestésico): Apuntando abajo a la derecha
  - los ojos están enfocándose en la percepción sensorial, sensaciones corporales y experimentando emociones como la sensación de un hielo derritiéndose en la mano.

TÉCNICA 12: LEER LAS EXPRESIONES FACIALES

La cara tiene las emociones y expresiones principales de una persona. Ser el centro de atracción y de observación puede transmitir numerosas señales significativas para comunicar un mensaje particular. Si la comunicación verbal no concuerda con las expresiones faciales, las palabras pierden su significado. Por otra parte, incluso si una persona se mantiene callada, la expresión facial o sus gestos lo dicen todo. Es por eso que la pantomima se ha vuelto un método de presentación tan efectivo. Las expresiones faciales son las respuestas estimuladas por el estado de ánimo, pensamiento y el entorno circundante a una persona. Si está enojada debido a un sonido molesto, su rostro mostrará su descontento, y si está escuchando un sonido melancólico o una súplica, su expresión se volverá anhelante. Las expresiones faciales fuertes pueden acarrear un tipo de poder, intimidando a los demás o permitiéndoles ser más aprensivos; por ejemplo, mirar al rostro firme y confiado de un entrevistador puede confundir al aplicante por un momento.

¡Tendrás que aprender ésta técnica para asegurar que sabes lo que

muestran los rostros!

TÉCNICA 13: REVISA LA CALIGRAFÍA Y LOS GARABATOS

La caligrafía de una persona es un indicador de su estado mental. Para un gran observador que presta atención a las señas sutiles que refleja la personalidad de un individuo, los garabatos de la pluma o lápiz en el papel se vuelven un medio silencioso de comunicación. Estas líneas y marcas definen cómo se está sintiendo una persona. Los garabatos descuidados, que lucen tan ilegibles como un manuscrito, simbolizan inestabilidad emocional. Por otro lado, las líneas firmes con un agarre firme del lápiz hablan de un estado mental despejado.

Ejercer mucha presión en el utensilio de escritura al escribir también puede revelar una naturaleza apasionada en la persona. Hay una nueva rama completa de las ciencias psicológicas llamada Grafología, la cual lidia con el análisis de personalidad de los individuos juzgando su caligrafía. La *US National Pen Company* dice que hay más de 5000 rasgos de personalidad que pueden ser revelados tan sólo interpretando la dinámica del estilo de escritura de una persona. Factores como el espaciamiento, tamaño de letra, la forma particular de cada letra individual, la presión en la pluma, etc. son determinantes en este sentido.

TÉCNICA 14: OBSERVA EL COLOR PREFERIDO DE VESTIMENTA

Los colores también son influenciadores del humor poderosos e indicadores de personalidad. El famoso sistema de perfilado llamado "colores verdaderos" está basado en los efectos de los colores en las fortalezas de una persona, sus deficiencias y futuras mejoras. Por ejemplo, el tipo verde personalidad frecuentemente es más leal que otros, mientras que la naranja es menos apasionada y más calmada que la roja. Usar estos colores de acuerdo al orden de preferencia describe la naturaleza del individuo, y comparando sus acciones con los rasgos de color prescritos puede describir, a la larga, la razón de su elección.

TÉCNICA 15: NOTA EL SILENCIO Y LA SONRISA

Dicen que el silencio es más poderoso que la palabra. Una

vez que una persona guarda silencio, su personalidad interna comienza a emitir vibras que atraen la concentración de la persona observándola. Es como si el alma silenciosa de una persona estuviera llamando a las personas a venir a leer sus sentimientos y emociones. Algunas personas prefieren mantenerse en silencio a través de una conversación y sólo sonreír en momentos apropiados para denotar una respuesta requerida. Esto significa que prefieren escuchar activamente y comprender las palabras, en lugar de interrumpirte. También se puede significar que estas personas son más sabias que la mayoría porque miden bien sus palabras y las aprecian. Notarás que cuando, eventualmente, deciden hablar, sus palabras concisas contienen una riqueza de consejos sensibles y sabiduría accionable que aprendieron a través de escucha silenciosamente y contemplar.

TÉCNICA 16: REGISTRA LAS REPUESTAS A CIERTOS ESTÍMULOS

El entorno es tu estimulante. Contiene diodos sensoriales que desencadenan procesos de pensamiento. Un estudio conducido en el pasado sugiere que la técnica llamada DTR (*Disrupt then refrain*, por su nombre en inglés) usada para estimular a las personas enseñándoles escenarios de llamados de acción tentadores o procedimientos. Puedes seguir esta técnica notando cómo las personas se ven influenciadas por palabras o acciones si se arreglan en una manera o secuencia peculiarmente diferente.

Por ejemplo, a primera vista algunos pueden creer que $299 es mucho más barato que $300. Esto es llamado confundir las aguas o jugar con la psique. De forma similar, nota cómo las personas frecuentemente reaccionan cuando se menciona el tiempo en término de minutos en lugar de horas. Hace que el cerebro se quede perplejo mientras procesa el concepto de tiempo en términos menos frecuentes, y, por lo tanto, ayuda al simulador lograr su respuesta deseada. Observa los estímulos proyectados enfrente de las personas y registra la forma en que reaccionan a ese tipo de situaciones. Otro tipo de estímulo activo en el entorno para desencadenar la respuesta deseada en las personas sería colgar un enorme par de ojos en un área pública, como un parque o restaurante, por ejemplo. Esto hará que algunas personas tengan una respuesta psicológica en su consciencia. Serán más cuidadosas de seguir las reglas del lugar particular como evitar tirar basura, etc.

Semana 4

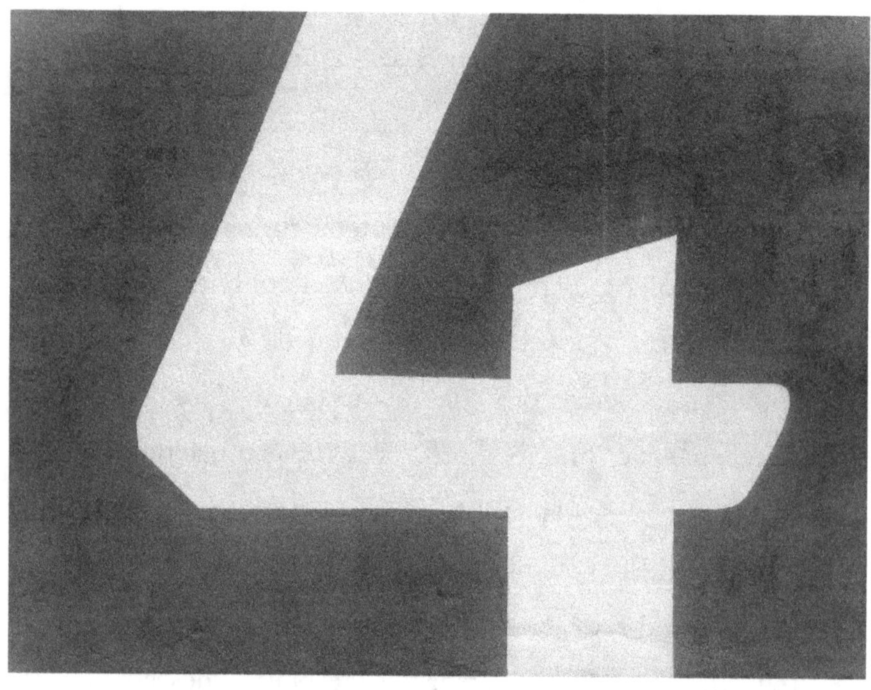

CAPÍTULO 7

COMUNICACIÓN VERBAL

Ninguna comunicación está completa hasta que el mensaje es recibido por el receptor. Para asegurar que el mensaje ha sido alcanzado apropiadamente por la persona específica, las personas se esfuerzan en encontrar mejores formas de alcanzar a su audiencia para que el mensaje sea comunicado adecuadamente. En la comunicación, el principio de compartir es evidente. Pero esta necesidad requiere compartir técnicas apropiadas de comunicación verbal. La personalidad de una persona se condena cuando abren la boca y palabras significativas salen de ella. Necesita trabajo apropiado y tiempo para menorar y dar el individuo habilidades de comunicación verbal. Nadie nace perfecto. Pero las personas trabajan duro para lograr la perfección. Los expertos creen que las habilidades verbales son importantes para tu carrera, relaciones y autoestima.

La comunicación verbal juega un poderoso rol en la mejora de la personalidad, desarrollo profesional y una vida personal feliz. Todos estamos ligados directa o indirectamente el uno con el otro al movernos juntos en una sociedad. Necesitamos comunicarnos en cada paso de nuestras vidas. Necesitamos palabras para definir nuestras emociones, pensamientos, objetos y comportamientos. Pero no son solo palabras: son habilidades verbales que aprendemos con el paso del tiempo y con las personas que interactuamos. De forma similar, la persona que vas a analizar también se comunicará usando más o menos las mismas habilidades y métodos para los mismos objetivos y propósitos. Por lo tanto, entenderlos se vuelve más sencillo.

Comunicación de pretexto

La comunicación de pretexto es esquivar a otra persona

de forma que luego se dé cuenta de la razón real de cierto acto específico. Se trata de malinterpretar o esconder información. Por ejemplo, Ana llama a su amiga a una pijamada sin dejarle ver que necesita terminar su tarea con ella.

Comunicación contextual

Es la forma de comunicación en donde las dos partes saben acerca del cambio de información en contextos culturales, del entorno y relacionales. Para explicarlo mejor, considera como ejemplo un proceso de verificación móvil o de Bluetooth. Cuando usamos el celular, tenemos que compartir biométricos o información personal, y ambas partes conocen el input y output de la información compartida. Esto es llamada comunicación contextual.

Comunicación subtextual

El subtexto es una emoción o intención subyacente. Se esconde detrás del acto real de comunicación, como un diálogo no dicho en medio de las palabras. Los expertos de la comunicación dicen que la voz de una persona es un vehículo cargando varios pasajeros como emociones, entonación, pretextos y subtextos. Supongamos que estás escuchando a una persona compartir un discurso acerca de las víctimas de una inundación en un centro de caridad. Lo escuchas hablar con palabras de apariencia práctica, pero su voz carga una simpatía fundamental preocupación por la causa. Las emociones del fondo con una parte subtextual de una conversación que, de otra manera, sería ordinaria. De manera similar, imagina que un amigo persiste en preguntarte si estás bien y respondes "No te preocupes, estoy bien" con un tono de enojo. En realidad, tu voz sugiere enojo y tristeza, y se contradice a tus palabras. El arte de analizar a las personas a través de su estilo de comunicación te hace darte cuenta rápidamente de las entonaciones subyacentes y entender la intención real de la persona, sin importar cuáles sean sus palabras. Quizás hayas escuchado que las acciones hablan más que las palabas, pero aquí en realidad el tono es mucho más revelador que la palabra en sí.

Comunicación intertextual

De acuerdo a la opinión popular, intertextualidad significa la explicación de un texto en términos de otro texto o explora la interrelación de piezas textuales similares. Aquí, en términos de comunicación, el inter texto significa relacionar lo dicho o la expresión comunicativa de una persona a otra que alguien más haya dicho o expresado. De esta forma, los pensamientos de la persona y o expresiones pronunciadas pueden ser definidas y explicadas a través de referencias de una forma relativa. Las metáforas, citas o alusiones algunas veces son usadas como medios intertextuales. Las personas frecuentemente se comunican de manera intertextual cuando intentan citar a otro autor o los dichos de una persona para relacionar sus opiniones o declaraciones.

El rol de las habilidades verbales es muy significativo e importante, ya que no podemos mantenernos callados por horas. Necesitamos compartir. Necesitamos comunicarnos; necesitamos interactuar para sobrevivir. El hombre no puede sobrevivir sin dejar salir sus pensamientos, sentimientos y emociones. Y esto sólo puede ser posible con comunicaciones verbales coherentes y concisas. Hay algunas barreras que también pueden afectar la comunicación verbal como las distracciones, falta de interés, barreras emocionales, diferencia de punto de vista, discapacidades físicas como problemas de audición, dificultades del habla, etc. Estas pueden ser causas de comunicación verbal inefectiva. La barrera más importante es la barrera lingüística, como se discutirá a continuación.

Tipos de barreras de comunicación

Como se mencionó anteriormente, la comunicación

interpersonal puede fallar debido a diferentes barreras de comunicación. Una persona emocionalmente inteligente se esfuerza por aprender a ser empática superando las barreras de comunicación. Este individuo intenta aprender métodos de comunicación efectiva analizando la forma de comunicarse de la otra persona; por lo tanto, debe de entender que algunas veces esas barreas no se pueden evitar. Los obstáculos como la distorsión o perturbación durante una conversación, una mente perturbada o mal humor pueden causar una falta de comunicación entre los individuos. Debido a estos factores, las oportunidades de malentendidos incrementan exponencialmente durante la comunicación, y esto resulta en una falta de comprensión exitosa del mensaje transmitido.

Las barreras de comunicación pueden variar en naturaleza. Algunas son psicológicas, lingüísticas, físicas, culturales, emocionales, etc. Mira los detalles de estas barreras abajo:

1. Barreras lingüísticas

La principal es la barrera del lenguaje, que puede afectar la comunicación efectiva. El lenguaje es una herramienta esencial de la comunicación. Cada estado tiene un lenguaje específico y un marcado dialecto. Si no eres consciente de lenguaje de una región, en algunos casos puede hacer la comunicación casi imposible. Una persona que no es consciente del lenguaje de otro individuo es incapaz de analizar su entonación de voz o expresiones verbales.

2. Barreras psicológicas

Varios problemas psicológicos y mentales pueden perturbar una comunicación efectiva. Estos problemas varían en las personas, como problemas del habla, pánico escénico, fobia, etc. Algunas veces, puede ser retador el manejar estas condiciones.

3. Barreras emocionales

Tu IQ emocional determina la confianza y facilidad de comunicación. Una persona emocionalmente madura puede comunicarse efectivamente. Para comunicarse efectivamente, necesitas mezclar perfectamente los hechos con las emociones. Emociones particulares como el humor, tristeza, miedo, frustración o enojo pueden nublar tus capacidades ejecutivas.

4. Barreras físicas

Las barreras físicas son representadas por puertas cerradas como cabinas, ruido, equipo defectuoso (usado para la comunicación), etc. Puedes remover estas barreras fácilmente usando alternativas que faciliten la comunicación efectiva. Algunas veces, la separación física entre numerosos empleados y la dependencia en cierto equipo defectuoso para la comunicación puede reducir la efectividad de la interfaz mutua.

5. Barreras culturales

El mundo se ha globalizado; por lo tanto, una oficina grande frecuentemente contiene personas de diferentes regiones del mundo. Recuerda, el significado de una persona puede ser diferente en cada cultura. Bebidas, comida, mascotas y comportamiento en general puede variar drásticamente en cada cultura.

Para una comunicación efectiva, tienes que considerar diferentes culturas durante una conversación. Las compañías pueden ofrecer cursos especializados en sus etapas de orientación. El propósito de estos cursos es enseñar tolerancia y cortesía a las personas de diferentes culturas. Para ser eficiente en leer el comportamiento de las personas y acerca a ellas con la actitud correcta sin causar una ofensa intencional o accidental, tienes que identificar y abordar apropiadamente estas barreras de comunicación.

TÉCNICA 17: PRESTA ATENCIÓN A LA BIENVENIDA Y DESPEDIDA

La conversación que está teniendo tu sujeto tendrá una apertura y un cierre. Esta técnica te permite enfocarte en la forma que abre y la conversación con las personas que le dan la bienvenida, y la manera en que la cierra al despedirse. Tendrás que enfocarte en su estilo de dar la bienvenida a sus invitados, anfitriones o ayuda designada en el entorno laboral.

• Nota, ¿dice "¿Cómo va?" u "Hola" en una manera conversacional y cándida, o "Bunas tardes/Buen día a todos, etc." con un tono rígido? La primera te permitirá conocer su personalidad informal y amistosa, mientras que la última podría sugerir una actitud un poco más formal y reservada. La emoción, anticipación acumulada o alegría abrumadora pueden ser transmitidos a través de la calidez de la bienvenida, mientras que la angustia reprimida o disgusto de ver a alguien pueden ser revelados a través de un mensaje de bienvenida frío y distante.

• Similarmente, nota cómo se despide. Una persona que se resiste a abandonar la preciosa compañía de alguien más, frecuentemente parecerá arrepentida al despedirse. Sus palabras podrían retratar su deseo de verse de nuevo, como un "No puedo esperar para verte otra vez". Una persona encontrando aburrida u ofensiva la compañía de alguien más será impaciente en irse. Sus palabras de partida podrían revelar qué tan aliviado está de finalmente poder escapar, algo así como "Creo que debo irme ahora ya que tengo algo importante que atender, una disculpa".

TÉCNICA 18: TOMA EN CUENTA LA CONVERSACIÓN MEDIA

La investigación demuestra qué tan frecuentemente las personas tienden a abrumar a su audiencia con palabrería y bromas interminables. Algunas veces muestra que, con una audiencia desfavorable, las personas llenan su conversación con continuos mensajes verbales que no son difíciles de ser procesados rápidamente por el cerebro. De esta forma se reducen las probabilidades de desaprobación, y se puede evitar un argumento previsto. Desviar la conversación al tema favorito de una persona también puede captar su interés. Una persona silenciosa o respondiendo con "uhmms" y aahs también puede considerarse desinteresada o preocupada.

TÉCNICA 19: LEE ENTRE LÍNEAS (COMPRENDE LAS INSINUACIONES)

El popular "efecto insidioso" sugiere que las personas pueden decir algo positivo mientras que otra cosa, menos positiva, puede ser inferida de sus palabras. La cosa es que debes aprender esta técnica si quieres entender lo que las personas dicen y lo que realmente piensan o quieren hacer. Una mente abierta y un ojo observador puede denotar numerosas cosas. Intenta leer entre líneas, ya que la mera interpretación textual visible puede no ser suficiente al analizar a las personas y leer mentes de manera rápida.

Mientras tu sujeto puede parecer bastante desinteresado en comprar un libro particular, puede estar convencido de una alternativa de acercamiento en particular, como escuchar un programa del mismo tema. También puede decir "el tema es interesante, pero no estoy comprando el libro, tú hazlo. No estoy tan interesado en leer libros complejos. Prefiero invertir mi tiempo escuchando programas de radio".

Incluso si no ha declarado abiertamente que quiere saber más del tema, ha expresado que piensa que es interesante. También ha establecido que le gusta más escuchar la radio que leer libros complejos. Pero no ha declarado que el tema es complejo, sólo el formato de su interpretación. Esto significa que puede encontrar formas alternativas de investigar y aprender más del tema que también ha encontrado interesante. Por lo tanto, como la persona analizándolo, puedes entenderlo más si lees entre las líneas de su conversación, no sólo las palabras que claramente ha dicho, son también las palabras que tan sólo fueron insinuadas o implicadas.

TÉCNICA 20: ENTIENDE EL LENGUAJE Y LAS FIGURAS LITERARIAS

Esta técnica se enfoca en aprender el lenguaje de la persona que estás analizando y las figuras literarias populares usados en ese lenguaje en particular. Metáforas, símiles, analogías, alusiones, anagramas, amplificación, anécdotas, antropomorfismo, alegorías, eufemismos, etc.

TÉCNICA 21: APRENDE A DIFERENCIAR ENTRE HUMOR, SÁTIRA, BROMA, ETC.

Algunas veces, debido a la falta de habilidades de conciencia, una broma se toma muy enserio, o una declaración seria se juzga como mal humor. Esto se ha convertido en un obstáculo para entender al público en general. Para aprender esta técnica, tendrás que estudiar la diferencia entre humor, sátira, bromas de doble sentido, etc.

Humor: Cualquier cosa que pueda provocar una risa en respuesta o estimular una sonrisa.

Sátira: Cualquier cosa que es usada para expresar ironía, ridículo, desdén o burla hacia un concepto o creencia en particular. Usa el humor y la exageración como uno de sus métodos.

Broma de doble sentido: Es intencionada con propósitos de entretenimiento, es una forma de discurso. Es usada como un juego de palabras que induce varios sentidos o usando homófonos en un sentido retórico o humorístico.

TÉCNICA 22: NOTA EL ÉNFASIS EN CIERTAS PALABRAS QUE DICE E ORADOR

El estrés en la voz del comunicador al decir ciertas palabras puede revelar su importancia.

* Escucha atentamente.
* Nota la forma en que el orador pronuncia o articula cada palabra.
* Date cuenta de su expresión facial y concentración mientras enfatiza palabras particulares o sílabas.

TÉCNICA 23: NOTA LAS EMOCIONES Y LA FORMA DEL DIÁLOGO MÁS QUE LAS PALABRAS

Las expresiones transmiten muchas más emociones que las palabras sin sentimientos. Puedes considerar que una persona es fría por su personalidad distante y reservada, pero antes de hacer una opinión de ella, debes;

• Mirar las expresiones de una persona y sentir la tendencia subyacente de emociones y sentimientos en lugar de sólo prestar atención a su diálogo.

• En lugar de sólo escuchar lo que comunica, observa cómo lo hace.

• Nota cómo se le puede hacer un nudo en la garganta al decir palabras breves y corteses, debido a la profundidad de sus emociones.

TÉCNICA 24: OBSERVA CÓMO EL ORADOR RESPONDE ANTE LA CRÍTICA, DESACUERDO Y DECLARACIONES DE CONFRONTACIÓN MIENTRAS ESTÁ INVOLUCRADO EN UNA CONVERSACIÓN

Al practicar esta técnica, un aspecto importante de tu sujeto puede ser revelado. Ante la desaprobación o al ser confrontado con desacuerdo, las personas tienden a perder la calma.

- Una persona lista para aceptar sus errores y reflexionar respecto a ellos para mejorar no confrontará el desacuerdo de una manera desagradable.

- Una persona que piensa que siempre está en lo correcto puede ser obstinada y nunca estar cómoda o en calma al responder críticas constructivas, por lo que comenzará a encontrar culpables.

TÉCNICA 25: OBSERVA CÓMO UN INDIVIDUO RESPONDE AL APLAUSO Y A LOS CUMPLIDOS

Esta técnica involucra prestar atención a un individuo al momento de recibir cumplidos o ser premiado. Alguien que esté lleno de sí mismo, mostrando señales de narcisismo, puede aceptar este premio cómo si fuera su derecho de nacimiento y estuviera garantizado. Sin embargo, alguien con un comportamiento modesto, pensamientos moderados y una personalidad agradecida toma los cumplidos como una motivación para trabajar más duro y mejorar en el futuro. Quien no pierde la mente ante el aplauso constante se mantiene enfocado en sus metas y es una persona realmente exitosa. Siempre verás cómo las personas se desbalancean con los elogios y olvidan ser agradecidas. Por ejemplo, los líderes de equipo frecuentemente se llevan todo el crédito del éxito de un proyecto olvidando incluir a sus miembros de quipo, que han dado un esfuerzo enorme detrás de la cortina.

CÁPITULO 8

EL ARTE DE LA PERSUASIÓN E INFLUENCIAR A LAS PERSONAS

Frecuentemente has escuchado a las personas quejarse de una brecha de comunicación o su incapacidad de convencer a las personas efectivamente. Recuerda, tu habilidad para influir o persuadir a las personas para conseguir las cosas de acuerdo a tus deseos, depende de tu forma de dirigirte a ellas y de tu persona en general. De acuerdo a ser más capaz de hacer que el entorno cante en tu tonada y que la gente camine cuando hablas, debes aprender las maneras de persuadir a las personas, ganarte su respeto y tener el apoyo de tus consumidores, colegas, jefes, amigos, etc.

Numerosas personas no saben que la comunicación humana implica un proceso complicado de influencia y persuasión. Por esta razón, son los que persuadidos para asistir a otros en lugar de influenciar a las personas para que los apoyen. La fuerza de voluntad personal y fortalezas internas te vuelven en un experto de la persuasión. Con tus poderes personales de confianza, creer en ti mismo, constancia y un tono de voz fuerte, puedes dar un mensaje a la audiencia. Frecuentemente verás cómo los oradores públicos hacen sus discursos con estrategia y describen piezas de consejos accionables para motivar a sus interlocutores. Pueden analizar que la mayoría de ellos deriva esas partes de consejos significativos y sugerencias de sus experiencias de vida. Describen ejemplos reales de vida para alcanzar a las masas y lograr que se relacionen fácilmente con lo que están diciendo.

Semana 5

La motivación es clave para la persuasión. Cada acción humana necesita motivación. Si quieres analizar cómo un fuerte hablador motivacional influye exitosamente en su audiencia y la convence, asegúrate de descubrir si se está dirigiendo a ella a través de influenciadores del humor o factores motivacionales. Las personas pueden motivarse por el miedo al fracaso o el deseo de ganancias. Asegúrate de encontrar estos factores motivacionales para obtener los resultados deseados. Los oradores normalmente se refieren a estos problemas estableciendo ejemplos para que las personas realmente se sientan con la necesidad de responder al llamado de acción. También existe el famoso efecto espejo que describe cómo las personas tienden a imitar sutilmente a otras personas en su forma de hablar, gestos corporales, etc. para proyectar un sentimiento de familiaridad y obtener su aprobación. A continuación, encontrarás los pasos de acción que resumen cómo entender el arte de influenciar a las personas a través de la motivación y la persuasión.

TÉCNICA 26: ESCUCHA A LOS ORADORES MOTIVACIONALES PÚBLICOS

La mejor manera de inspirarte es escuchando discursos motivacionales.

✓ Presta atención a las acciones, estilo de comunicación, lenguaje corporal de los oradores motivacionales. Estas personas pueden ayudarte a desarrollar tu propio estilo de comunicación.

✓ Escucha a los oradores motivacionales hablar de anécdotas de la vida real, combinadas con su sabiduría y experiencia.

✓ Observa cómo interactúan con un grupo de personas para estimular su deseo de lograr sus metas personales. Con consejos positivos y anécdotas, será fácil para ti analizar cómo las personas lidian con las dificultades y fracasos de la vida.

TÉCNICA 27: NOTA ESTILOS PERSUASIVOS EN LOS MONÓLOGOS Y DIÁLOGOS

El diálogo y el monólogo son medios literarios del discurso. Monólogo significa la emisión de un discurso por un individuo para expresar sus sentimientos y pensamientos a otros individuos. Los diálogos son conversaciones entre diferentes individuos. Recuerda, el monólogo se refiere a la lectura o discurso emitido tan sólo por una persona. Diálogo significa una conversación entre 2, 3 o más personas. Por ejemplo, un show de televisión, talk shows, fórum, etc.

Puedes revelar tu carácter interno a través del monólogo. Si quieres dirigirte a una multitud, debes trabajar en tu monólogo. Para una conversación entre dos o más individuos, es esencial mejorar tu diálogo. Recuerda, el diálogo puede retratar el estilo de interacción de un individuo. Puedes revelar tus ideas y pensamientos a través diálogos. Necesitarás un estilo energético de tu diálogo y monólogo.

Si te quieres volver un orador influyente, debes trabajar en tu monólogo y diálogo. Puede hacerse a través de discursos motivacionales o talk shows. Escucha su estilo de hablar y practica estas habilidades frente a otros. No te puedes convertir en un ejecutivo influyente sin un diálogo y monólogo persuasivo. Para convertirte en el orador perfecto, comienza a practicar frente a tus amigos y familiares.

TÉCNICA 28: OBSERVA LA FORMA EN QUE LAS PERSONAS LIDIAN CON SUS SUBORDINADOS

Lidiar activamente con las personas es necesario en el espacio laboral. Con habilidades de comunicación persuasiva, lidiar con trabajadores y colegas puede ser tanto retador como entretenido. Debes tener la habilidad de lidiar con las personas en el espacio de trabajo. Por esta razón, observa a otros empleadores y nota la forma en que lidian con sus subordinados.

Es esencial demostrar cierto nivel de respeto y consideración a las personas en el espacio laboral y los círculos sociales. Junto con el respeto, la confianza es esencial al comunicarse con las personas. La confianza se vuelve el fundamento de la comunicación positiva, motivación de los empleados y habilidades interpersonales. Para volverte un orador profesional, debes practicar las habilidades de escucha activa.

¿Quieres recibir retroalimentación de otras personas acerca de tu trabajo? Hazlo sencillo con tu lenguaje corporal y comportamiento. Si quieres volverte un orador persuasivo o analizar a alguien que ya lo es, la retroalimentación es necesaria para ambos. La retroalimentación te permite ajustar tu estilo para lidiar con las personas, retos o situaciones en el trabajo.

Como jefe, eres responsables de comunicarte con tus empleados, compañeros y colegas. Con tus habilidades de comunicación y gestos, debes decirles que valoras su contribución a tu negocio. Es una forma poderosa de influir a las personas a seguir tu dirección. Estarán listas para trabajar en tu favor.

TÉCNICA 29: OBSERVA LA MANERA EN QUE RESPONDEN A SU JEFE

Para las operaciones exitosas de negocios, la comunicación corporativa es clave. Interactuar con administración de alto nivel puede ser un reto. Si quieres convertirte en un orador influyente, tienes que notar la respuesta que dan los oradores motivacionales a sus jefes. Las personas frecuentemente se intimidan al conocer a sus empleadores. Esto frecuentemente pasa con nuevos empleados.

Jefes y empleados deben estar en cierta zona de confort; por esta razón, tienen que pasar tiempo juntos para familiarizarse el uno con el otro. Esto puede ocurrir a través de cortas reuniones de evaluación, entrevistas, etc. Un administrador medio puede interactuar con los juniors más frecuentemente y pasar al jefe los datos esenciales del empleado. Algunas personas permanecen en contacto con sus jefes a través de la administración media. Algunas personas ven la comunicación con sus jefes un poco desafiante, sin embargo, también compiten por ella, como un juego amistoso de ajedrez. Se sienten obligados a mantenerse un paso delante de sus colegas.

Considera que tú eres la persona que estás analizando. ¿Cómo te comportarías junto a tu jefe? Un buen empleado siempre participa en las necesidades de su jefe. Como empleado, prestar atención al estilo de trabajo y hábitos de tu jefe también es importante. Esto ayuda a mejorar tus habilidades de comunicación y ejecución laboral. Debes tener habilidad para identificar problemas potenciales y ofrecer soluciones posibles.

Nota el estilo de personalidad y acercamiento tanto del jefe como del empleado. Su relación de trabajo te ayudará a entender el modelo conductual. Si al jefe le gusta comunicarse por teléfono en lugar de por correo, os empleados frecuentemente ajustan y afinan sus habilidades de comunicación verbal. Algunos empleados siguen estrictamente la regla de apegarse a los negocios. Sienten que no hay necesidad de volverse amistoso con su jefe, entrando en conversaciones personales. En lugar de ello, su seriedad laboral los dirige a creer que el trabajo necesita un interés genuino a las cosas profesionales, en contraste a la conexión personal.

TÉCNICA 30: OBSERVA LA FORMA EN QUE SE COMUNICA CON SUS AMIGOS Y FAMILIA

✓ Concéntrate en otros cuando hablan y trabajan con sus amigos y familiares. Siempre se necesita de excelentes habilidades de comunicación para crear relaciones exitosas, entender a los otros y decirles que siempre valoras su retroalimentación.

✓ Observa. ¿Las personas prestan atención a las opiniones

y declaraciones de los demás? ¿Cuánto les importan y valoran sus pensamientos?

✓ Observa. ¿Están más cómodos en compañía familiar de si estuvieran en un entorno laboral o un clima más profesional?

✓ Observa y analiza tus descubrimientos para compararlos con los resultados de los modelos de personalidad para entender a qué categoría puede pertenecer una persona.

✓ Algunas personas siguen técnicas de comunicación efectivas. Hacen contacto visual, se mueven o giran hacia su compañero de conversación y asienten a sus ideas. Intentan ignorar todas las distracciones posibles para incrementar su enfoque hacia su compañero. Estos individuos son considerados como buenos interlocutores y confidentes considerados entre sus amigos y familiares.

Prestando atención a los sentimientos y contenido detrás de cada palabra dicha, intentan entender de dónde vienen sus amigos. Algunas personas incluso exhiben la habilidad de entender emociones como enojo, emoción, tristeza y felicidad a través del lenguaje corporal de una persona. Esto muestra su disposición y excelentes habilidades observacionales a igual que su interés por los demás. Una persona llena de si misma, siempre hablando y haciendo a los otros escuchar, puede no ser capaz de encontrar la oportunidad de notar estos delicados matices que definen a las personas y sus personalidades. No seas ese tipo de persona y practica el arte de volverte emocionalmente inteligente.

CAPÍTULO 9

RESOLUCIÓN DE CONFLICTOS Y COMPORTAMIENTO HUMANO

La resolución de conflictos es un requerimiento importante e integral en diferentes aspectos de la vida. Los comportamientos humanos específicos, en conexión con las situaciones orientadas al conflicto y su respuesta específica, están basados en la experiencia, así como el entendimiento de los individuos en conexión con los conflictos. Hay diversas posibilidades de surjan conflictos en la vida de las personas. Las situaciones conflictivas generalmente pueden surgir cuando una persona o grupo comienza a enfatizar el hecho de que sus intereses están quebrantados. La naturaleza y la complejidad del conflicto puede depender del nivel de entendimiento, así como el comportamiento humano específico a un entorno conflictivo particular.

Un mejor entendimiento del entorno, al igual que una exploración de diferentes posibilidades, puede resolver un problema particular, y el conflicto puede ser productivo para las personas y organizaciones. Esto les ayuda a manejar situaciones conflictivas de una mejor manera.

El comportamiento humano específico, en respuesta a un conflicto en particular, se ha enfocado en el hecho de entender el conflicto en primer lugar. Es importante para los individuos y seres humanos el entrar en una situación conflictiva para dar el mayor nivel de tiempo en desarrollar un mejor entendimiento de las diferentes instancias y puntos de vista relacionados al conflicto. El espacio y tiempo mutualmente conveniente para discutir los detalles de la situación conflictiva con respecto a desarrollar un mejor entendimiento de su dinámica puede jugar un papel positivo y constructivo en su resolución. Cada una de las compañías individuales en la situación conflictiva ha salido para expresar su entendimiento al igual que su punto de vista. Se vuelve significativamente importante para los seres humanos intentar enfocarse en el desarrollo para tener un mejor entendimiento de las ideas o pensar en otras personas que están involucradas en un país en particular.

La paciencia de escuchar a otros puede potencialmente ayudar a un individuo y a un ser humano a jugar un papel constructivo en la resolución de conflictos. También es importante concentrarse sólo en un conflicto en particular pantes de abordar otro problema o controversia. Significa que la resolución del conflicto tiene que ser comparada gradual y secuencialmente para tener un acercamiento de *multitasking*. La búsqueda de un acercamiento mutuamente acordado tiene que ser valorada por las partes afectadas y los individuos dentro del término de la situación del conflicto. Esto, ultimadamente, puede ayudar a los individuos dentro de un conflicto particular a encontrar una salida apropiada y un escenario de resolución agradable para salir de la retadora situación.

TÉCNICA 31: DA SEGUIMIENTO A LOS PATRONES DE ALIMENTACIÓN, SUEÑO Y TRABAJO

❖ **Explora esta pregunta:** ¿Qué nos dicen los patrones de alimentación sueño y trabajo respecto a la personalidad de una persona?

Los patrones de alimentación, sueño y trabajo de una persona nos dicen mucho de su personalidad. Juliet Boghossian, una experta de la conducta alimentaria, ilustra que los hábitos alimenticios pueden potencialmente ayudar en la estimación y evaluación de la personalidad de un individuo en particular. Las diferentes personalidades pueden ser asociadas a distintos niveles de hábitos alimenticios adoptados por los individuos. Los hábitos alimenticios específicos de un individuo en particular pueden ayudar a la exploración y evolución de diferentes facetas y características orientadas a la personalidad. Las tendencias conductuales relacionadas a hábitos alimenticios específicos de un individuo pueden reflejar un tipo de personalidad particular adquirida.

1. Las personas que comen lento usualmente son

quienes desean mantener el control y gustan de apreciar sus actividades diarias. Hay una posibilidad de que algunas personas que comen lento tiendan a sentirse presionadas en comparación a la velocidad de quienes las rodean. Son capaces de disfrutar más su comida en comparación a otros.

2. Las personas que comen rápida pueden ser, potencialmente, quienes son más ambiciosos y orientados a sus vidas. Usualmente intentan hacer diferentes cosas en un tiempo específico de tiempo, lo cual claramente indica su ambición de lograr ciertos objetivos.

3. La gente aislacionista y exigente en cuanto a sus hábitos alimenticios puede ser tener personalidades completamente diferentes, ya que tienden a tener una vida más secuencial. Usualmente tienden a tener diferentes tipos de características de personalidad y estilo de vida en comparación a las personas con otros tipos de hábitos alimenticios.

El análisis de personalidad, en la luz de los hábitos alimenticios, puede ser integrado y conectado con el sueño, así como el acercamiento laboral adoptado por los individuos en la vida real. Lo importante puede ser buscar la posibilidad de una relación entre el sueño, al igual que a los hábitos alimenticios de un individuo, con la aceleración de ciertas características de su personalidad. El análisis profundo y comprensivo del comportamiento de alimentación y sueño de los individuos puede ayudar a la exploración de ciertas dinámicas de personalidad y comportamientos que son más probables de ser exhibidos en sus vidas.

TÉCNICA 32: DETECTA Y EXAMINA FORMAS DE EXPRESAR CONFUSIÓN INTERNA Y PENSAMIENTO PROFUNDO

¿Qué es la confusión interna?

Es una condición emocional cuando una persona está llena de miedos, odio, disgusto, etc. Es el estado en que una persona está estresada y siente pena de sí misma. Se siente agitada y confundida. Comienza a torturarse a sí misma. Nadie entra en esta situación deprimente por elección, pero algunos factores externos hacen que el cerebro se comporte de esa manera.

Tipos de conflicto interno

Hay ciertos tipos de conflicto interno, ya que éste ocurre debido a una situación específica.

1)   Conflicto de principios

2)   Conflicto religioso

3)   Conflicto de ruptura

4)   Conflicto de baja autoestima

La correlación entre el Conflicto Interno y Externo

El conflicto interno es el conflicto que ocurre dentro de un individuo. Es la lucha entre las emociones internas de una persona y el conflicto externo de otras personas u objetos que crean pánico y conflictos. Ambos puedes estar interrelacionados porque, la mayoría del tiempo, el conflicto interno toma lugar debido al conflicto externo. La mayor diferencia entre ambos es que el conflicto interno no puede ser visto, mientras que el conflicto externo es claramente visible, si se observa detenidamente.

Cómo Expresan las Personas Conflicto Interno

Cuando se trata de deshacerse del conflicto interno o expresar su pensamiento profundo, las personas adoptan diversas formas para escapar de las emociones conflictivas dentro de su cabeza. Es difícil escapar de la profundidad de pensamiento, y sólo es posible cuando el individuo específico realmente quiere salir de su estado traumatizado. Hay varias maneras, pero algunas se mencionan a continuación:

Hablando

Hablar con alguien con quien tienes una conexión emocional te ayudará a deshacerte del conflicto interno más rápido de lo que puedes imaginar. Los niveles de estrés se reducen cuando compartes y sabes que la persona a la que transmites tus emociones entiende bien y siente tus emociones. Eventualmente, las palabras y comodidad provenientes de esa persona particular de da un sentimiento de alegría.

Siendo creativo

Más que hablar y compartir las emociones con alguien, la mayoría de las personas con conflictos internos optan por ser creativas. Puede ser cualquier cosa como pintar, crear artefactos, escribir un buen poema, etc. Todas estas actividades creativas ayudan a la persona con un estado mental perturbado a sentirse mejor y más relajada. Actúa como una catarsis para ellas.

Ejercitándose

Es raro, pero hay personas que salen del conflicto interno haciendo ejercicio. Puede ser trotar, levantar pesas, zumba o cualquier actividad física que las saque de su estrés mental de manera que se sientan más ligeras, tanto mental como físicamente.

Viendo Teatro de Comedia

Para salir del conflicto interno, algunas personas también prefieren atender a un buen programa de teatro. La mayoría opta por una película de comedia, tan sólo para darse a sí mismos una carcajada y positividad.

Relajándose con Animales y la Naturaleza

Los animales también pueden actuar como un antidepresivo. Sí, es cierto; algunas personas encuentran paz en la naturaleza y los animales. Prefieren ir a un sitio próximo a la naturaleza o pasar un rato con sus mascotas para recuperar la cabeza.

Durmiendo

Existe este extraño hábito de algunas personas en las que dormir actúa como un botón de reinicio. Dejan todo en pausa y toman algunas horas de sueño profundo para relajarse y refrescarse. Cuando se despiertan, han olvidado y eliminado de su mente los pensamientos perturbadores. El sueño largo y confortable les da ligereza mental y ganar energía para continuar el día.

❖ Pregunta Bonus para explorar:

¿Qué nos dicen de la personalidad de una persona su administración del tiempo, planeación a futuro, metas y actividades de ocio?

La administración del tiempo y las habilidades de planificación a futuro de una persona particular claramente indican que su personalidad es influenciada por estos agentes de cambio y patrones de comportamiento. Para ejecutar el nivel de análisis de personalidad adecuado, debes explorar estos tipos de preguntas personalizadas e investigar con una lluvia de ideas para tener información adecuada y complementaria sobre los rasgos de personalidad del sujeto. Hay diferentes tipos de personalidad que pueden ser clasificadas con base en las habilidades de administración de un individuo particular. Por ejemplo:

1. Los Mártires del Tiempo: Un individuo que está más inclinado a enfocarse en pasar tiempo en nombre de otros más que administrando el tiempo para sí mismo puede pertenecer a esta categoría.

2. Los Procrastinadores Salvajes: La procrastinación puede ser potencialmente percibida como lo opuesto a la productividad. Claramente significa que los Procrastinadores Salvajes son individuos que no son capaces de administrar su tiempo de la mejor manera para mejorar su nivel de productividad y tienen dificultades con lograr sus objetivos específicos de vida como un todo.

3. Los Subestimadores: Estas personas usualmente subestiman el valor de su tiempo en respuesta a una tara en particular o logro de un proyecto en específico. El error en cuanto a la estimación del tiempo correcto para completar una tarea específica puede impactarlos de forma negativa.

4. El Que Hace Todo: Estos son los individuos que intentan enfocarse en administrar sus actividades de acuerdo al tiempo. Tratan de tener el máximo nivel de productividad para ejecutar en el trabajo al mejor nivel en un determinado periodo de tiempo.

5. Los que le tienen Fobia al Compromiso: Los individuos libres de espíritu usualmente se enfocan en el nivel de compromiso más que en la parte constructiva de un

proyecto en particular o tarea asignada. Significa que estos tipos de personalidad se enfocarán en el uso del tiempo de acuerdo a sus estados de ánimo particulares.

De forma similar, las actividades de ocio de una persona también ayudan a la identificación de una personalidad en particular. Los hobbies y actividades de ocio pueden combinarse con la administración de tiempo y las habilidades de planeación a futuro de los individuos para encontrar el tipo de personalidad preciso. Las personas que hacen todo pueden ser consideradas el mejor tipo de personalidad en cuanto a habilidades de administración de tiempo y habilidades de planificación a futuro. Este tipo de personalidad puede proveer a un individuo particular con la habilidad para volverse más productivo y objetivo con respecto al logro de objetivos adecuados establecidos en su estilo de vida. Aun así, hay algunas características d la administración de tiempo asociadas a este tipo de productividad particular de la personalidad humana, ya que no es posible para una persona ser 100% productiva todo el tiempo. Debe haber un balance entre la vida y el trabajo para proveer al individuo la habilidad de completar sus tareas de forma precisa y exacta.

CAPÍTULO 10

INTELIGENCIA EMOCIONAL Y ANÁLISIS DE PERSONALIDAD

Algunas veces, la falta de IQ emocional, simplemente conocido como EQ (por sus siglas en inglés), también crea complicaciones para la comunicación eficiente. Una persona emocionalmente inmadura no será capaz de comunicarse bien en la forma que lo haría una persona emocionalmente madura. Una persona emocionalmente inteligente puede manejar situaciones con calma y tranquilidad.

TÉCNICA 33

✓ Mírate y da seguimiento a tus rasgos de personalidad.

✓ Entiende empatía vs. simpatía.

✓ Ponte en los zapatos de los demás. Mira, ¿eres emocionalmente inteligente?

La inteligencia puede ser medida con cocientes. La mayoría de nosotros es familiar con la palabra IQ, que es el cociente de inteligencia, el cual habla de nuestra habilidad de memorizar y nuestro razonamiento lógico, y el EQ es el cociente emocional, en donde se observan las personas con emociones adversas. Inteligencia emocional es reconocer y entender las emociones de otras personas o mantenerse en calma y pensar sensiblemente durante una situación de pánico.

Rasgos de la Inteligencia Emocional

A continuación, se mencionan algunas cualidades de una persona teniendo un cociente de inteligencia alto:

Combinación de Simpatía + Empatía

Arriba de la lista, es el rasgo que muestra amabilidad hacia los otros. Alguien de buen corazón y alma brillante puede pensar en los demás, y algunas veces, incluso ponerse en el lugar de otros para darse cuenta de su estado mental. Generalmente, la persona con un buen EQ piensa más en los otros que en sí misma. Un debate más detallado respecto a la simpatía vs. empatía de discutirá de manera separada.

Autorreconocimiento

Si una persona se entiende bien, será capaz de ejecutar sus responsabilidades de mejor manera que una persona que no se da cuenta de su valor verdadero. Es necesario seguir analizándote para mejorar como persona y tener una mejor vida por delante.

Naturaleza Inquisitiva y Mente Investigativa

Una persona inquisitiva tiene éxito fácilmente por su pasión y curiosidad por aprender y crecer. Observa con curiosidad cómo funciona su entorno, por lo tanto, obtiene lo que desea en un mínimo periodo de tiempo.

Las personas más emocionalmente inteligentes son aquellas que trabajan con una mente investigativa. Siguen analizando la información que se cruza en su camino. Intentan seguir moviendo su mente para observar sus hábitos y mejorarlos de manera eficiente.

Creer en sí mismo

No puedes hacer nada si no crees en ti mismo. Se trata de autocontrol. Controlar tus emociones es trabajar con una mente tranquila. Una vez que comienzas a creer que todo ocurre por una razón, las cosas se vuelven sencillas para sobrevivir. El trabajo duro y la actitud positiva son los factores clave para el éxito de una persona. Hacer meditación también te hace creer en ti mismo, sin dudas.

Controlas los deseos

Es la mejor característica de una persona emocionalmente inteligente: no confunde las necesidades con lo que quiere. Se mantiene enfocada y prefiere satisfacer sus necesidades antes que sus deseos. Le ayuda a establecer prioridades, por lo tanto, haciéndola enfocarse en sus verdaderas metas de vida.

Dedicación

Un elemento presente en las personas emocionalmente inteligentes es la dedicación y pación por su trabajo, relaciones y metas. Dan lo mejor para obtener el máximo resultado de sus esfuerzos. Sin dedicación, nadie puede obtener los resultados deseados.

Acercamiento positivo

Si un individuo quiere un éxito constante en la vida, entonces debe ser optimista respecto a las cosas que le rodean. Debe construir una actitud positiva alrededor de sí mismo para que ningún elemento externo destruya su concentración.

Versatilidad y Adaptabilidad

Una persona emocionalmente inteligente cree en la versatilidad. Sabe cuándo parar y cuando conceder a cierto trabajo o relación. Cree en adaptarse a las situaciones de manera positiva e intentar comportarse adecuadamente. Sabe que la adaptabilidad es una habilidad que no sólo hace su vida cómoda, sino también la de los demás.

Empatía vs. Simpatía

¿Quieres tener relaciones profundas satisfactorias? Tienes que entender la diferencia entre empatía y simpatía.

❖ **Empatía:** Es una habilidad para tender los sentimientos de otras personas. Recuerda, la empatía puede ser el combustible para las conexiones.

❖ **Simpatía:** Te permite convertirte en parte de los sentimientos de otras personas. Para guiar las conexiones, los seres humanos necesitan compasión.

Estos son términos confusos en español, y las personas frecuentemente los usan de manera intercambiable, como sinónimos. Recuerda, están relacionadas, pero son palabas diferentes. A continuación, hay una breve explicación para entender el significado y uso de estas palabras.

.

Simpatía (Ver y Sentir)

La simpatía significa preocupación o demostrar emociones de cuidado por alguien más. Estas emociones frecuentemente vienen con un deseo de ver a esa persona feliz. Implica un sentido compartir similitudes con un compromiso profundo. Bajo este sentimiento compartido, puedes sentir compasión, pena o tristeza por otros.

Por ejemplo, si tu amigo pierde a su padre a otro ser querido, sentirás simpatía por él y su familia. En esta situación, las personas pueden expresar este sentimiento con tristeza. Puede ser difícil demostrar empatía por su pérdida sin haber experimentado algo similar en tu vida.

Las cartas con flores para las familias en luto son cartas de simpatía. Significa que estás en harmonía con los sufridos. Recuerda, los sentimientos de simpatía de una organización son apoyo, lealtad y aprobación.

Empatía (Sentir y Entender)

Puedes compartir y reorganizar tus emociones hacia otras personas o incluso hacia un personaje ficticio. La empatía es una emoción más fuerte que la simpatía. Si puedes ponerte en la misma situación que otra persona para entender la intensidad de la tristeza o la felicidad, es empatía.

Por ejemplo, eres el tipo de persona que no puede entender los sentimientos de otra persona a menos que te imagines en su lugar. Puedes ser empático si logras ponerte en una situación similar y percibir los sentimientos de otro individuo. Desafortunadamente, las personas frecuentemente confunden la empatía con la compasión, simpatía o pena.

Si te sientes incómodo al ver a alguien en una situación estresante o depresiva, estás sintiendo pena. Esta emoción es menos atractiva que la compasión, simpatía o empatía. La empatía te permite abrir tus sentidos y dejar que la situación de afecta de una forma que te sientes listo para responder al llamado de acción. Es retador sentirse empático sin enfrentar en la vida una situación similar.

El Momento Ideal para Usar la Palabra "Empatía"

La empatía te permite identificar y entender los sentimientos o situaciones de otros. Por ejemplo, puedes seguir la condición de una familia sin hogar a causa de que un ciclón demolió su casa. Si puedes ponerte en la situación de alguien más, la palabra empatía es ideal para ti. La empatía es un sustantivo, y fue usado por primera vez en 1895. Esto nos dice que en ese entonces las personas comenzaron a ser emocionalmente inteligentes.

El Momento Ideal para Usar el Término "Simpatía"

Simpatía (de nuevo un sustantivo) fue usado por primera vez en los 1500s. Si tienes sentimientos de lástima y pena, estás mostrando solidaridad. Por ejemplo, puedes mostrar simpatía a una madre en pena porque, a pesar que no hayas experimentado esta situación por ti mismo, tienes una personalidad sensitiva que te permite sentir por los demás. Tus rasgos de personalidad incluyen sentimientos como la amabilidad, generosidad, cuidado y compasión.

La empatía significa que identificas el dolor de otra persona como si fuera tuyo. Por lo tanto, estarás dispuesto a caminar una milla extra para apoyar y proteger a la persona somo si lo estuvieras haciendo por ti mismo en una situación similar. Ponerte en los zapatos de alguien más no sólo te hará sentirte mal por una persona en pena, pero también te hará desear hacer algunos cambios positivos al igual que mejorar su situación. Imagina que estás viendo a tu amigo mientras te cuenta su experiencia emocional, una historia dolorosa de penas pasadas. Mientras habla, estás analizando sus expresiones y emociones subtextuales, y prestas atención a sus ojos. Si eres una persona emocionalmente inteligente con un EQ alto, casi instantáneamente sentirás su dolor y la extensión de su pena. Quizás ni siquiera tendrás que ir tan lejos como procesar cada palabra de su narrativa para llegar a la conclusión de que está buscando apoyo y empatía. Tan sólo al mirar a sus ojos lloros puedes sentir tus propios ojos comenzar a lagrimear.

Algunas veces empatizar y decir "lo siento" no es suficiente. Algunas veces, las personas no sólo necesitan un hombro para llorar y una palmada de consolación en la espalda. Algunas veces sólo quieren que llores con ellas, en lugar de limpiarles las lágrimas. Algunas veces, sólo necesitan que les dejes las puertas abiertas para que se deshagan de todos los escombros acumulados y equipaje emocional para que despejen la mente.

CONCLUSIÓN

Gracias por haber llegado al final de Cómo Analizar a las Personas y Entender la Mente Humana. Espero que haya sido informativo y capaz de proveerte con todas las herramientas que necesitas para lograr tus objetivos, cualesquiera que sean.

El siguiente paso es transitar de la práctica del libro a la práctica real. Las experiencias son las que nos hacen lo que somos hoy. Después de leer acerca del análisis de personalidad humana y de la lectura rápida de personas y los métodos de calidad, estás más equipado con las herramientas y técnicas necesarias para entender a las personas e interactuar con ellas efectivamente. Esta es tu oportunidad para salir y comenzar a probar tu valor no sólo diferenciándote de tus amigos y colegas, sino también convirtiendo el fracaso en una oportunidad de éxito. Ya no deberás buscar a tientas las palabras que decir frente a un desconocido, o permitir que los malentendidos arruinen tus relaciones. No dejes que las personas o los factores del entorno obtengan lo mejor de tus esfuerzos y buenas intenciones ni que la observación equivocada o puntos de vista prejuiciosos se lleven lo mejor de los buenos deseos de las personas a tu alrededor. Mira las posibilidades y analiza sus intenciones. Esto no sólo te ayudará a conservar tus viejas relaciones y construir nuevas, sino también te permitirá ser exitoso manteniéndote un paso delante de tus oponentes.

Admitimos que el tema de la psicología conductual humana es muy vasto y que no hay manera de resumirlo en un número limitado de páginas. Sin embargo, hicimos lo mejor para acumular las técnicas más rebuscadas, relevantes y fáciles de entender, enfocándonos más en la acción que en la palabrería para que pudieran ser aprendidas y aplicadas de inmediato.

Finalmente, si encontraste este libro útil, ¡una reseña en Amazon siempre es apreciada!

TERAPIA COGNITIVA CONDUCTUAL SIMPLIFICADA

Detén el pensamiento negativo, supera la ansiedad y la depresión con técnicas de TCC para reentrenar a tu cerebro.

Peter Rajon

Este libro electrónico, *eBook,* es publicado con el único propósito de brindar información relevante respecto a un tema específico, por lo que se ha hecho el mayor esfuerzo posible para asegurar que se trata de un libro coherente y razonable. Sin embargo, al adquirir este *eBook* usted consiente ante el hecho de que el autor, al igual que el editor, no son bajo ninguna forma expertos en los temas contenidos, independientemente de cualquier aclamación de esta índole que pudiera ser sugerida en el contenido del libro. De esta forma, cualquier sugerencia o recomendación realizada se ha hecho puramente con propósitos de entretenimiento. Es recomendado que siempre se consulte a un profesional antes de tomar alguno de los consejos o técnicas discutidos en el material del libro. Esta es una declaración legalmente vinculante considerada válida y justa tanto para la Asociación del Comité de Editores como para la Asociación *American Bar*, por tanto, debe ser considerada como legalmente vinculante dentro de los Estados Unidos. La reproducción, transmisión y/o duplicación de cualquier contenido encontrado dentro del libro, incluyendo cualquier información específica o extendida, será considerada un acto ilegal sin importar la forma última que tome mencionada información. Esto incluye versiones copiadas del trabajo físico, digital o audio, a menos que con anticipación se proporcione expreso consentimiento por parte del Editor. Cualquier otro derecho adicional está reservado.

Además, la información contenida dentro de las páginas aquí descritas debe ser considerada tanto acertada como veraz cuando se trate de recontar los hechos. De tal forma, cualquier uso, correcto o incorrecto, de la información proporcionada rendirá al Editor libre de responsabilidad sobre las acciones tomadas fuera de su alcance directo. De cualquier manera, no hay escenarios en donde pueden ser considerados responsables el autor original o el Editor ante cualquier daño o dificultad que pudiera resultar de la información discutida dentro del libro.

INTRODUCCIÓN

La ansiedad es la preocupación y miedo persistente que se presenta en el día a día y hace la vida más difícil para la víctima. Una persona con un trastorno de ansiedad usualmente se ve afectada por cosas que no afectan a las personas bien ajustadas y con emociones estables. Para la mayoría de los que sufren de este padecimiento, los trastornos Cognitivas son la razón principal detrás de su ansiedad. En otras palabras, su percepción de la realidad es defectuosa. Como resultado, desarrollan varios hábitos de auto inhibición que, ultimadamente, empeoran su condición.

Investigadores han encontrado que cuando una persona tiene problemas de ansiedad, hay una alta probabilidad de que esté luchando con otras formas de enfermedad mental, especialmente depresión.

Pero, gracias al cielo, la ansiedad no es como otras terribles enfermedades virales para las que aún no existe cura. Hay varios métodos para tratar la ansiedad y otras enfermedades mentales. La mayoría de estos métodos de tratamiento tan sólo han obtenido reseñas positivas. La Terapia Cognitiva Conductual es uno de los planes de tratamiento más populares para la ansiedad y otras enfermedades mentales. La belleza de este plan de tratamiento, es que puede ser practicado durante el curso de la Terapia Cognitiva Conductual o incluso después.

Este libro se enfoca en diversos problemas de salud mental, como lo son la ansiedad, depresión, insomnio y estrés, y te muestra cómo uno puede utilizar la Terapia Cognitiva Conductual para superar estas condiciones.

Parte I

CAPÍTULO 1

Puedes haber escuchado acerca de la Terapia Cognitiva Conductual, el plan de tratamiento que está ayudando a la gente a superar varias enfermedades mentales. Este método de tratamiento ha sido tan exitoso alrededor del mundo, que cada vez más personas están eligiéndolo. Si has estado considerando el seguir este tratamiento, es esencial que primero entiendas en qué te estás involucrando.

¿Qué es la TCC?

La Terapia Cognitiva Conductual es un tipo de psicoterapia. Está basada en la percepción que tienen la mayoría de las enfermedades mentales como resultado de distorsiones cognitivas. Por ello, al apuntar estas distorsiones cognitivas y adoptar creencias útiles, el paciente puede superar su enfermedad mental. Al contrario de la medicina, en donde tan sólo se trata de tomar pastillas y esperar resultados, la Terapia Cognitiva Conductual requiere la completa participación tanto del paciente como del practicante.

La Terapia Cognitiva Conductual involucra varios pasos y procedimientos que deben ser seguidos a lo largo de un transcurso de tiempo. El aferrarse estrictamente a estos pasos y procedimientos siempre da resultados positivos. La mayoría de las técnicas de la Terapia Cognitiva Conductual pueden ser practicadas en la vida diaria, lo cual significa que no hay límite para tu progreso. La Terapia Cognitiva Conductual toma una filosofía de curación holística, y aún más que eso, con ella llegas a entender cómo tu cerebro percibe varias cosas y personas. En otras palabras, la Terapia Cognitiva Conductual te ayuda a incrementar tu autoconocimiento.

¿Sabías que la causa número uno de los problemas conyugales es una comunicación pobre? Y al hablar de comunicación pobre, no nos referimos a que la pareja se haya rehusado a hablar el uno con el otro. Están hablando entre ellos, pero el problema es que cada uno obtiene un mensaje diferente en lugar del intencionado. Hay varios factores psicológicos para detener el que las parejas no se entiendan mutuamente de manera clara. La importancia de la Terapia Cognitiva Conductual, es que apunta la atención a algunos de estos factores que, ultimadamente, sabotean una relación.

La Terapia Cognitiva Conductual ayuda a tratar varias condiciones, como lo son fobias, ansiedad, trastorno depresivo mayor, trastorno disociativo, desórdenes de personalidad, autoestima y problemas en la percepción de imágenes propias. La Terapia Cognitiva Conductual ayuda al paciente a entender la mayoría de sus procesos de pensamiento y ver una conexión entre cómo piensan y cómo actúan. Desde que se inventó este plan de tratamiento, se han realizado múltiples estudios para observar su efectividad, y hasta ahora, este plan de tratamiento se ha encontrado extremadamente útil. La Terapia Cognitiva Conductual muestra incluso mejores resultados que el uso de medicamentos.

¿La TCC es para mí?

La mayoría de las personas termina preguntándose si la Terapia Cognitiva Conductual es para ellos. Debes entender que, simplemente porque se ha mostrado que este plan de tratamiento funciona excepcionalmente bien, no significa que el paciente no deberá poner ningún esfuerzo. De hecho, el éxito de la Terapia Cognitiva Conductual depende de los esfuerzos del paciente. Por lo tanto, antes de decidir seguir este plan de tratamiento, debes estar preparado para comprometerte a los procedimientos, de otra manera probablemente termines gastando tanto tu tiempo como tu dinero.

¿Qué ocurre durante las sesiones de la Terapia Cognitiva Conductual y cuánto dura?

En un comienzo, el practicante encontrará una forma de asegurar que ambos conectan. La mayoría de los practicantes han trabajado en sus propias personalidades y saben cómo manejar a distintos tipos de personas. Así que, no es poco común para un practicante el querer saber acerca de los antecedentes de su paciente; esto les ayuda a entenderlos aún más. El practicante abre la sesión con las realidades de la Terapia Cognitiva Conductual. El paciente necesita ser consciente de varias complicaciones a las que se enfrentará.

El practicante posteriormente pregunta acerca del problema que está persiguiendo a su paciente, y éste deben intentar ser lo más próximo posible. Algunas personas se ven tentadas a guardarse algunas partes de las que se sienten avergonzadas, pero esto no es un movimiento inteligente; debes dejarlo salir todo. Entonces, el practicante le ofrece al paciente varios pasos y procedimientos que tienen la intención de identificar sus distorsiones cognitivas. El paciente debe apegarse a estos pasos y procedimientos.

La cantidad de tiempo que toma lograr resultados positivos con la Terapia Cognitiva Conductual es dependiente a los esfuerzos tanto del practicante como del paciente, y también del tipo de problema con el que se está lidiando. Pero en un sentido general, la Terapia Cognitiva Conductual es más eficiente con el tiempo que otros métodos de tratamiento. Por ejemplo, si tomaste pastillas para volverte eufórico y adormecer tus sentimientos de baja autoestima, probablemente deberás tomar esas pastillas para siempre. Pero cuando se trata de la Terapia Cognitiva Conductual, es una cuestión de establecer la raíz causante de tus problemas de autoestima y después desarrollar creencias positivas respecto a ti mismo, aplicar estos principios en tu vida diaria y el problema de autoestima desaparece.

Usar técnicas de Terapia Cognitiva Conductual más allá del curso

Uno de los beneficios de la Terapia Cognitiva Conductual es el hecho de que puedes continuar practicando estos pasos mucho después del curso. Un practicante habilidoso te dará el conocimiento, y este conocimiento es lo que te mantendrá andando. Encontrarás que varios pasos no necesitan la inversión de dinero. Está completamente en ti únicamente el encontrar tiempo. Así que, al incorporar estos pasos de Terapia Cognitiva Conductual en tu vida, solidificarás la efectividad de este plan de tratamiento. Hay varios recursos, como libros, revistas y portales en línea para ayudarte a lo largo del camino.

¿La ciencia apoya la TCC? ¿Es exitosa?

Algunas personas quizás quieran descubrir si la Terapia Cognitiva Conductual está respaldada por la ciencia. Esta es una preocupación legítima, considerando que la mayoría de las personas son víctimas de las disciplinas pseudocientíficas. Los científicos han analizado la efectividad de la Terapia Cognitiva Conductual. Han estudiado cómo evolucionan los pacientes que viven un curso completo de Terapia Cognitiva Conductual en comparación a pacientes similares que utilizan otras formas de tratamiento. Encontraron que los pacientes que experimentaron la Terapia Cognitiva Conductual tienden a recuperarse completamente simplemente porque los resultados son duraderos. Por otro lado, para los pacientes que, por ejemplo, toman medicina, pueden recaer en su estado mental previo, lo cual es básicamente volver al paso uno.

Durante un curso de TCC, estas son algunas de las cosas que aprenderás:

• Identificar problemas más claramente: La TCC te ayuda a tener una imagen más clara de lo que está detrás de tus problemas. La terapia conversacional está diseñada para llegar a la raíz del problema.

• Desarrollar conciencia de tus pensamientos automáticos: tus pensamientos automáticos son responsables de tus comportamientos negativos y acciones. La TCC te ayuda a entender tus pensamientos automáticos y cómo es que aparecen.

• Desafiar asunciones subyacentes que puedan ser erróneas: los pensamientos negativos y percepciones retorcidas pueden emanar de presunciones inadecuadas. La TCC te ayuda a descubrir las asunciones inadecuadas que puedas tener.

• Distinguir entre hechos y pensamientos irracionales: Algunas complicaciones surgen como resultado de aferrarse a pensamientos irracionales por un largo tiempo. La TCC te ayuda a identificar lo que es factual y deshacerte de las creencias irracionales que te han mantenido prisionero y te han brindado rasgos negativos.

• Entender cómo las experiencias pasadas pueden afectar tus experiencias del presente: La mayoría de las personas que tienen dificultades con problemas de salud mental, particularmente depresión, se puede adjudicar la culpa a su pasado. En el pasado, algo traumático se vino abajo y desencadenó su depresión. La TCC les ayuda a identificar cuáles son estos problemas pasados y cómo superarlos. El proceso de sanación comienza una vez que han vencido estas terribles experiencias del pasado.

• Dejar de temerle a lo peor: La mayoría de las personas desarrollan enfermedades mentales que están enganchadas al miedo de que lo peor ocurra. Por ejemplo, si tiendes a preocuparte acerca de lo que pasará si estás solo en un cuarto oscuro, la TCC te ayuda a entender que en realidad nada pasará y que tu miedo es imaginario.

• Ver una situación desde una perspectiva diferente: Uno de los problemas que tienen las personas cuando se trata de las enfermedades mentales es la incapacidad de ver varios aspectos de la misma cosa. La mayoría de los patrones de pensamiento negativo pueden ser superados cuando comienzas a percibir la vida desde más de un ángulo. Esto estimula tu creatividad y te ayuda a vencer los retos del presente.

• Entender mejor las acciones y motivaciones de otras personas: No vivimos en el vacío. Vivimos en un espacio inhabitado por otras personas. Sus esfuerzos están destinados a influenciar nuestras vidas, nos guste o no. Por lo tanto, lo mejor que podemos hacer es comprender las acciones y motivaciones de los demás. Si sabemos qué los motiva, estamos en una mejor posición de tomar decisiones auto preventivas para así no convertirnos en una presa para ellos.

• Desarrollar una forma más positiva de pensar y ver las situaciones: No se puede exagerar el valor de mantener una mente positiva de frente a los problemas. Hace la diferencia. La TCC le ayuda a las personas a desarrollar una mentalidad positiva y enfrentar los retos sin caer en vicios y otros hábitos dañinos.

• Volverte más consciente de tu estado de ánimo: Si estás combatiendo enfermedades mentales, es probable que la mayoría del tiempo experimentes terribles sentimientos. La TCC te ayuda a desbloquear la relación entre tus pensamientos, acciones y creencias. Si te involucras en actividades dañinas, tienes una alta probabilidad de experimentar estados de ánimo bajos.

• Establecer metas alcanzables: Al final del día, todos queremos ver nuestros sueños hechos realidad. El problema es que algunos de estos sueños son más que nada desilusiones. Si te propones una meta que no tiene posibilidad de convertirse en realidad, te estás disponiendo al fracaso. La TCC te ayuda a mantener los pies en la tierra y tener la presencia mental requerida para elaborar objetivos alcanzables.

• Evitar generalizaciones y pensar en todo-o-nada: No deberíamos pensar en términos absolutos. Ciertamente, hay algunas áreas grises. Al adoptar la TCC, llegamos a entender el valor de prestar atención a las áreas grises en lugar de una mentalidad de todo-o-nada

• Dejar de culparte: Algunas personas se culpan a sí mismas por cosas que están totalmente fuera de su control. Esto les dificulta el superar el problema. A través de la TCC, pueden entender el valor de la objetividad y en lugar de sólo agobiarse con culpa injustificada.

• Concentrarte en el presente: La TCC puede ayudarte a entender el pasado y prepararte para el futuro, pero el énfasis principal es el presente. Las técnicas TCC están destinadas a trabajar con lo que sea que esté ocurriendo en el presente. Por ello, la TCC provee un remedio muy acertado a tus problemas.

• Enfrentar tus miedos: Si has estado luchando con miedos, quizá has desarrollado varios patrones de pensamiento negativo y una percepción retorcida de la realidad, los cuales, sin duda alguna, te han dotado de una enfermedad mental como la paranoia o las fobias. La TCC te ayuda a enfrentarte a tus miedos y emerger triunfante.

Cómo funciona la TCC

Tus acciones están influenciadas por tus pensamientos, sentimientos y sensaciones físicas. Cuando le das espacio a los pensamientos negativos, terminas atrapado en un círculo de comportamientos y acciones degenerativas. La TCC te ayuda a descomponer el problema en pequeñas porciones para que puedas manejarlo de manera mucho más sencilla. Te permite cambiar estos patrones negativos para mejorar cómo te sientes. A diferencia de otros modelos de tratamiento que se enfocan en problemas del pasado, la TCC se enfoca en lo que te está conflictuando en el presente, promoviendo pensamientos, comportamientos y hábitos apropiados.

Los problemas se clasifican en cinco grupos principales:

- Sensaciones físicas
- Situaciones

- Acciones

- Pensamientos

- Acciones

Estas cinco áreas están interconectadas. Por ejemplo, tus pensamientos acerca de una situación específica pueden afectar tus sentimientos, al igual que la respuesta que darás. La TCC es diferente a otras psicoterapias en los siguientes aspectos:

- Es pragmática: se identifican problemas específicos, y el trabajo comienza en resolverlos.

- Es altamente estructurada: el terapeuta y el paciente identifican retos específicos y establecen metas a manera de encontrar una solución.

- Está enfocada en el presente: la TCC se enfoca en lo que tus pensamientos, emociones y hábitos son en el presente, en lugar de enfocarse en tu pasado.

- Es colaborativa: El éxito de esta terapia conversacional es, en un sentido significativo, dependiente de la relación entre el terapeuta y el paciente. Los dos deben trabajar juntos para encontrar una solución duradera.

Hay maneras convenientes e inconvenientes de acercarse al problema, dependiendo de tu sistema de pensamiento. Por ejemplo, si tu marido te abandona y tramita un divorcio, quizá puedas pensar que eres un fracaso y considerar que no mereces volver a encontrar el amor. Esta línea de pensamiento puede hacerte sentir desesperanzado y solo, convirtiéndote en un ermitaño que detesta a las personas y está atrapado en un círculo vicioso de negatividad, te sientes mal contigo mismo y te auto saboteas de volver a estar en alguna otra relación significativa.

Por el otro lado, podrías hacer las paces con el hecho de que el divorcio no es el final de tu vida amorosa. Muchas personas lo superan y viven sus vidas a su máximo potencial. Desarrollar optimismo por el futuro influenciará tus hábitos y acciones. Comenzarás a salir más, realizar diferentes actividades y, eventualmente, te toparás con alguien que acelere los latidos de tu corazón.

El ejemplo arriba mencionado es una ilustración perfecta de cómo tus pensamientos, sentimientos y sensaciones físicas pueden retenerte en un círculo de negatividad, e inclusive crear nuevas situaciones que empeoren el cómo te sientes respecto a ti mismo. Esto demuestra que, si quieres darle un vuelco a tu vida, debes comenzar explorando tu constitución mental y comprometerte a alterar tus pensamientos y sentimientos.

La TCC busca poner fin a tales ciclos negativos exponiendo los pensamientos y emociones asociadas y empoderándote a darle un giro a tu vida. Las técnicas de la TCC están diseñadas de manera que después de cierto punto, ya no necesitarás a un terapeuta para romper los ciclos negativos, sino tan sólo tu dedicación.

Sesiones de TCC

Puedes tener sesiones de TCC con un terapeuta como individuo o como parte de un grupo, pero si tienes experiencia sustancial, quizá ni siquiera necesites a un terapeuta. Si tienes TCC individual o en grupo, generalmente te encontrarás con tu terapeuta de cinco a veinte veces por semana o en sesiones quincenales, cada sesión con una duración aproximada de 30 – 60 minutos. Las sesiones pueden llevarse a cabo en cualquier lugar donde los dos se encuentren cómodos: la clínica, al aire libre, en casa.

Técnicas de la Terapia Cognitiva Conductual

Estas son algunas de las técnicas en la TCC usadas para modificar los patrones de comportamiento en una persona:

- Ensayos Cognitivas: El paciente comienza recordando sus eventos traumáticos y con la ayuda de un terapeuta, trabajan juntos para encontrar una solución. El paciente tiene que instilar pensamientos positivos en su mente para así fortalecer su actitud positiva e impulsar el desarrollo de rasgos positivos. La parte de ensayar pensamientos positivos requiere un poco de imaginación.

- Prueba de validez: En esta técnica, el terapeuta busca probar si las creencias del paciente son válidas o inválidas. El paciente puede poner en la mesa evidencia objetiva para defender sus sentimientos, pero si su argumento es débil, entonces la incongruencia de su creencia es expuesta y son exhortados a crear creencias coherentes.

- Escribir un diario: El paciente toma la tarea de anotar los eventos de su vida para así rastrear comportamientos desadaptativos. El paciente escribe todas las cosas críticas que están tomando lugar en su vida en los planos emocional, mental y físico. Así, pueden revisar estos eventos para encontrar las interconexiones entre estas áreas.

• Descubrimiento guiado: Los pacientes pueden mostrar tendencias negativas cuando tienen una percepción imperfecta de la realidad. Sin embargo, si un terapeuta los asiste en comprender sus distorsiones cognitivas, los pacientes se vuelven más conscientes de cómo procesan la información. Al final, los pacientes pueden adoptar una percepción acertada de la realidad que les ayuda a procesar la información de forma correcta.

• Modelado: Es una de las técnicas más críticas para corregir a un paciente. Un terapeuta puede realizar ejercicios que consistan en actuar roles desde los cuales el paciente pueda inspirarse para cambiar su comportamiento. Esto le ayuda a paciente a entender formas perfectas para responder ante varios escenarios.

• Tarea: En esta técnica, se le pide al paciente que efectúe varias tareas para así extraer lecciones que impacten su mentalidad y le ayuden a modificar sus comportamientos. Algunas de las tareas incluyen revisar cintas de audio, tomar notas y leer artículos.

• Refuerzo positivo sistemático: En esta técnica, se

exhorta al paciente a traslucir sus rasgos positivos. Es más sencillo modificar el comportamiento de una persona cuando sus características positivas son dominantes. De esta manera, el terapeuta puede identificar los rasgos positivos del paciente y premiarlo cada vez que sean aplicados sus hábitos y actitudes positivas.

CAPÍTULO 2

RAZONES POR LAS QUE LA TCC ESTÁ CRECIENDO EN POPULARIDAD

En cualquier momento, la persona promedio está luchando contra un conjunto de problemas que invariablemente tienen un origen mental. Esto es simplemente porque nuestros pensamientos impactan fuertemente nuestras acciones y comportamientos. Por ejemplo, digamos que sales de casa, y, mientras estás caminando en la calle, te topas con un reflejo de ti mismo y decides que luces terrible. Ese mero pensamiento siembra una duda en tu mente que baja tu autoestima y quizá te vuelva irritable por el resto del día. Pero si tienes un entendimiento de tu psicología, puede que no caigas en ese camino. Como un método de tratamiento, la Terapia Cognitiva Conductual está disfrutando de mucho éxito en el mundo gracias a su habilidad de superar no sólo los síntomas negativos de una enfermedad, sino también el incrementar el autoconocimiento en los pacientes.

Estas son algunas razones por las que la Terapia Cognitiva Conductual se ha vuelto tan exitosa en todo el mundo:

- **Historial comprobado**

Al final del día, el éxito es un juego de números. Sería un poco ilógico aseverar que la Terapia Cognitiva Conductual es el mejor método de tratamiento sin tener números que respalden esa afirmación. Entonces, la Terapia Cognitiva Conductual ha demostrado tratar varias enfermedades, entre ellas el trastorno depresivo mayor, ataques de pánico, varios trastornos de ansiedad, drogadicción, desórdenes alimenticios, insomnio, traumas y fobias. Los pacientes que se someten a la Terapia Cognitiva Conductual han demostrado obtener resultados duraderos, lo cual indica que el seguir el tratamiento vale la pena.

- ### No interrumpe tu vida

Quizá una de las mayores razones por las que fallamos en buscar ayuda médica es el miedo a que esto irrumpa nuestra vida diaria. Este miedo es ilógico considerando que la vida no se trata de buscar dinero, y la mayoría de nosotros no ha sido suficientemente exitoso como para establecer flujos de ingreso pasivos. Por lo tanto, siempre estamos buscando una solución que no nos mantenga alejados del trabajo. Piensa en alguien luchando con trastorno depresivo mayor que decide medicarse. Ahora, después de tomar el potente medicamento, obviamente no podrá seguir con su vida, sino que tendrá que permanecer en casa para recuperarse. Permanecer lejos del trabajo por un extendido periodo de tiempo puede traer serias consecuencias.

Pero, después, aparece una forma de tratamiento que no necesariamente requiere que te mantengas fuera del trabajo. Involucra varios procedimientos que puedes seguir con facilidad y seguir el trabajo. El paciente puede tomar estas sesiones de Terapia Cognitiva Conductual en el momento que considere conveniente. De esta forma, sus vidas se mantienen virtualmente inafectadas.

- **No es costosa**

Otra razón por la que la Terapia Cognitiva Conductual ha tenido un enorme éxito alrededor del mundo es debido al hecho de que buscar este tratamiento no afectará tu bolsillo. Cuando un paciente decide medicarse para tatar su enfermedad mental, usualmente toma mucho tiempo antes de ver resultados positivos. Sin embargo, estos medicamentos no son baratos. Las compañías farmacéuticas están interesadas en tener una ganancia significativa. A la larga, el paciente termina invirtiendo en medicinas una cantidad de dinero enorme. Pero el paciente que sigue las técnicas de Terapia Cognitiva Conductual gasta considerablemente menos.

- **Toma poco tiempo**

No se puede decir cuánto tiempo durará el curso de Terapia Cognitiva Conductual para un paciente en particular. Esto es debido a que la duración de un curso de TCC se ve afectada por varios factores, incluyendo las finanzas, esfuerzo y conveniencia. Sin embargo, en algunos casos, los pacientes han sido testigos de resultados positivos en un periodo de tiempo tan corto como seis semanas. Esto es una ventaja increíble considerando que algunos métodos de tratamiento pueden extenderse por meses o incluso años. La TCC toma menos tiempo para superar enfermedades mentales, pero la mejor parte es que los resultados son permanentes, lo cual no se puede decir de muchos otros métodos de tratamiento.

• **Es empoderadora**

Uno de los beneficios más significativos del curso de Terapia Cognitiva Conductual es que además de curar al paciente, también lo empodera. En primer lugar, el paciente tiene un entendimiento más profundo de sus acciones, palabras y mentalidad correlacionados a su pensamiento. Previamente, la mayoría de los pacientes ignoran este hecho. Un curso de Terapia Cognitiva Conductual ayuda al paciente a tomar el volante cuando se trata de salud mental. Cuando todos los procedimientos se dejan al descubierto, queda en el paciente el seguirlos e implementarlos en su vida para que los resultados puedan ser aún mejores. No obstante, esto no significa que ya no necesita terapia, solamente que los empoderará.

• Es un esfuerzo de equipo

Cuando una persona está luchando con alguna forma de enfermedad mental, usualmente tienen una actitud terrible, lo cual es una desventaja significativa, considerando que no tiene motivación. Por ejemplo, si una persona enferma mentalmente visita a un médico y termina enganchado en medicamentos, depende de él tomar la dosis apropiada, sin nadie que cuide de su progreso. Por otro lado, cuando miras un curso de Terapia Cognitiva Conductual, el practicante experto siempre estará ahí para alentar al paciente a seguir a través de todos los procedimientos. Este estimulo juega un papel crítico en el éxito general del método de tratamiento.

• Es simple

En curso de Terapia Cognitiva Conductual, no todo es arrojado al mismo tiempo sobre el paciente. El curso está diseñado en un orden ascendiente de dificultad. Las primeras etapas consisten en ejercicios simples que ayudarán al paciente a desarrollar una buena mentalidad. Sin embargo, conforme el curso avanza, serán introducidos a procedimientos más retadores; con el tiempo se vuelve mucho más sencillo superar estos procedimientos porque ya se tiene la mentalidad correcta.

- **Es segura**

Una de las partes desagradables de la medicación son los efectos secundarios. La mayoría de los medicamentos están destinados a eliminar la ansiedad con una larga lista de efectos secundarios, incluyendo visión pobre, diarrea, mareos, dolor, cansancio, migraña y boca seca. Asumiendo que la medicina funciona al eliminar los síntomas de la enfermedad mental con la que está teniendo dificultades el paciente, podría ser suficiente, sin embargo, los efectos secundarios también podrían empeorarla. Cuando se trata de Terapia Cognitiva Conductual, no hay efectos secundarios, y lo más importante es que los resultados del curso son permanentes.

- **Los terapeutas son agradables**

Algunas personas piensan que la industria de la salud atrae

a muchos psicópatas. Pueden haber llegado a esta conclusión después de haber sido maltratados por una enfermera, un farmacéutico o incluso un doctor. Considerando las demandas de la mayoría de los trabajos médicos, los profesionales pueden fácilmente sentirse estresados y comenzar a desquitarse con personas inocentes; esto no es intencional. Pero después te topas con la Terapia Cognitiva Conductual y te percatas de que los terapeutas son amigables. Han sido entrenados en cómo manejar a todo tipo de personalidades. Por ello, no importa qué tan fuera de la norma parezca estar tu carácter, el terapeuta conectará contigo.

Parte II

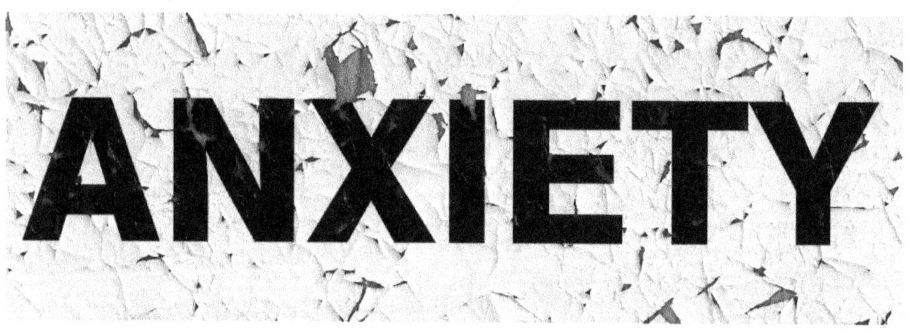

CAPÍTULO 3

ENTENDER LA ANSIEDAD

La ansiedad es una respuesta biológica completamente normal. Es una fuerza natural que incrementa nuestra autoconservación en circunstancias peligrosas. Así que, si te encuentras en la necesidad de ir con alguien del sexo opuesto y revelar tus sentimientos, es perfectamente normal estar ansioso. Es perfectamente normal experimentar ansiedad de vez en cuando. Sin embargo, si te encuentras ansioso la mayor parte del día de manera que tu ansiedad interfiere con tu vida diaria, definitivamente estás luchando con un trastorno.

Pero no estás solo. La investigación dice que cada año aproximadamente 40 millones de americanos tienen dificultades con trastornos de ansiedad, lo cual significa que la imagen real podría ser mucho más alta, considerando que es mínima la consciencia pública respecto a las enfermedades mentales.

Los trastornos de ansiedad son problemas de salud serios. Merecen la misma atención que los trastornos de salud física. Un trastorno de ansiedad puede que no sea tan visible para terceros como una enfermedad física, sin embargo, la víctima sí experiencia los problemáticos síntomas.

Trastorno de ansiedad generalizada

Alguien que sufre de trastorno de ansiedad generalizada tiende a experimentar dificultades con rachas de ansiedad impulsiva. Además, la mayoría de sus ataques de ansiedad surgen de razones endebles. Alguien que tiene problemas de trastorno de ansiedad generalizada no puede funcionar de manera normal en la sociedad. En un escenario social, una persona fácilmente parece extraña por su incapacidad de leer señales sociales. Las personas pueden reaccionar tratándolas de forma sospechosa o excluyéndolas de sus círculos.

Las personas con problemas de trastorno de ansiedad generalizada pueden experimentar los síntomas hasta seis meses, y esta ansiedad es atribuida virtualmente a todas las áreas de su vida como la salud, trabajo, relaciones, escuela e incluso hobbies.

Considerando que el trastorno de ansiedad generalizada detiene a uno de tener una existencia saludable, parece justo que la víctima se concentre en superarlo. Hay varios caminos de tratamiento que la víctima puede considerar, no obstante, en general, la Terapia Cognitiva Conductual es la más efectiva.

La gente que tiene problemas con trastorno de ansiedad generalizada encuentra difícil el encajar en la sociedad. Si el problema no se resuelve, quizá nunca encajen. Y considerando que algunas de nuestras necesidades básicas necesitan de otros para ser satisfechas, es increíblemente vital el superar esta condición.

Trastorno de pánico

Digamos que estás recostado en cama durante la noche cuando, repentinamente, las luces se apagan. A continuación, hay un misterioso silencio en tu apartamento, y aunque estás alerta, realmente nada te preocupa. Pero después, percibes el sonido de pasos aproximándose. Alguien está en la puerta, tocando salvajemente, y antes de que puedas responder, comienzan a patearla. Tiene sentido que, en semejante situación, entres en pánico. Comenzarás a sudar, temblar, tu corazón se acelerará y tendrás pensamientos de muerte inminente. Sin embargo, esto sería una respuesta apropiada considerando a lo que te estás enfrentando. Me refiero a que, si alguien está tratando de derrumbar tu puerta, obviamente no está trayendo buenas noticias. Pero, ¿qué pasa si experimentas esa sudoración y sentimientos de muerte inminente a lo largo del día? ¿Eso sería normal? ¡Por supuesto que no! Pero de nuevo, esa es la realidad de alguien que está teniendo dificultades con un trastorno de pánico.

Esta condición provoca que las personas experimenten ataques de pánico inesperados. Los ataques de pánico básicamente son periodos de miedo intenso que hacen que la persona tiemble, sude o inclusive piense que está a punto de morir. Este tipo de miedo se acelera demasiado rápido, y los impulsores de esta condición no son necesariamente muy grandes. Sin embargo, ese impulsor aparentemente endeble evoca un intenso pavor en la mente de la víctima.

Alguien que está sufriendo de ataques de pánico se estará preocupando en cuándo ocurrirá el siguiente ataque, e intentarán lo mejor para retenerlo evitando escenarios, personas o cosas que asocian con el pánico.

Trastorno Obsesivo-Compulsivo

El trastorno obsesivo-compulsivo es caracterizado por pensamientos no deseados y repetitivos que provocan que la víctima actúe compulsivamente. Alguien con trastorno obsesivo-compulsivo no puede funcionar normalmente en la sociedad. Sus hábitos compulsivos hacen que parezcan extrañas. No pueden funcionar a menos que hayan dado respuesta a su urgencia compulsiva. Por ejemplo, si te obsesionas con enfermarte, puedes desarrollar un hábito compulsivo de lavarte las manos. Así que, no importa lo que toques, debes lavarte las manos. Puede ser algo tan inocente como poner las manos sobre la mesa para que el pensamiento obsesivo se convierta en "¡Oh no, tengo que lavar mis manos ahora mismo!", y no te calmarás hasta que hayas lavado tus manos.

Digamos que tienes pensamientos obsesivos de naturaleza sexual. Así que sigues proyectando en tu mente estos escenarios de sexo salvaje, y tienes la urgencia de tener sexo o de ver pornografía, y la necesidad no se va hasta que cedes ante tu "sed". Lentamente, te verás atrapado en este ciclo.

Trastorno de ansiedad social

Las personas que tienen problemas con un trastorno de ansiedad social tienen una fuerte aversión por los compromisos sociales. Harán todo lo posible para escapar de instancias en las que tienen que socializar con cualquier persona. Lo que ocurre con el trastorno de ansiedad social es que las personas afectadas también lo recienten. Esto significa que, en su corazón, la víctima quiere ser suficientemente libre como para mezclarse con los demás, excepto que no puede hacer nada más allá de estar asustada al respecto. El trastorno de ansiedad social usualmente ocurre cuando una persona piensa que está incompleta, de alguna manera. Por ejemplo, si una mujer joven piensa que es fea, puede desarrollar una aversión por relacionarse con otras personas porque piensa que podrían reírse de ella.

TEPT

El trastorno de estrés postraumático es una enfermedad mental bastante común. Usualmente es impulsada por traumas no resueltos del pasado. Una categoría de americanos que son propensos al TEPT son los militares. Después de años de presenciar el lado horrible de los seres humanos, éste fácilmente puede venir a perseguirlos. Si uno ha sido desplegado a un país en zona de guerra y ha estado involucrado en el fuego de la milicia local, no elimina el hecho de que han matado personas, y en el campo de batalla, la muerte llega de la manera más adversa. Cuando un militar va de un campo de batalla a otro, realmente se dan cuenta de que nunca han reflexionado respecto a lo que han visto, y esto regresa a ellos en la forma de TETP. Estas experiencias traumáticas se reviven como *flashbacks* vívidos, pensamientos obsesivos, visiones e incluso soñando despiertos.

CAPÍTULO 4

SÍNTOMAS DE LA ANSIEDAD

Preocuparse excesivamente

Uno de los síntomas comunes de un trastorno de ansiedad, es el preocuparse excesivamente. Esto ocurre como resultado de pensar demasiado la vida, y por ello, terminar lastimándose por cosas que no lastiman a las personas ordinarias. Muchas personas han desarrollado este hábito de preocuparse excesivamente, y los detiene de tener una vida productiva. Si te encuentras preocupándote demasiado respecto a cosas aparentemente pequeñas, quizá te estás debatiendo con un trastorno de ansiedad. Para darte cuenta de que tienes un problema que necesitas superar, debes incrementar tu nivel de autoconsciencia y entender que tus palabras y acciones son un indicativo de un problema con más significado.

• Sentirse agitado

Una señal común de que uno se está enfrentando a un trastorno de ansiedad es la tendencia a estar agitado. Cuando una persona desarrolla ansiedad, su cuerpo es literalmente puesto en modo de pelea o modo avión, y como resultado, su cerebro alimenta excesivamente de sangre a los músculos, como para preparar a la persona ante lo que sea que ocurra; a causa de esto, la persona termina estando agitada. Si usualmente eres una persona calmada y repentinamente te encuentras demasiado agitado respecto a cosas que las personas están haciendo o no, probablemente estás teniendo dificultades con un trastorno de ansiedad. Pero de nuevo, simplemente porque te sientas agotado no significa que automáticamente tienes un desorden de ansiedad. Tiene sentido primero entender la situación.

• Inquietud

Este síntoma es particularmente real para los niños y adultos jóvenes. En un estudio de personas jóvenes que reportaron tener un problema de ansiedad, se encontró que más del 70% de estos niños eran inquietos. La inquietud hace referencia a la constante urgencia de moverse. Una persona inquiera no puede permanecer en un solo lugar, y esto trae confusión a su vida. La inquietud tiende a acelerar la mala toma de decisiones, ya que la víctima no tiene la paciencia para recolectar sus pensamientos y tomar una decisión que sirva a sus intereses. Si te encuentras inquieto, quizás desees prestar atención con cuidado para saber si tienes un trastorno de ansiedad.

- **Fatiga**

Es perfectamente normal experimentar fatiga después de realizar trabajos pesados, como mudarse de casa. No obstante, si tienes una tendencia a fatigarte después de haber realizado tareas sencillas o ninguna tarea en realidad, eso es profundamente preocupante. Las personas que se enfrentan a un desorden de ansiedad experimentan fatiga constantemente. Esta fatiga usualmente ocurre como resultado del pensar de más y la inquietud a la que las víctimas se exponen. Obviamente se vuelve muy duro realizar algo productivo cuando gastas toda tu energía la mayor parte del tiempo. Así que, si te encuentras exhausto sin razón aparente, presta atención para que tu atención sea tratada antes de volver tu vida imposible.

- **Falta de concentración**

Para tener un impacto positivo en tu vida, tienes que poner cierto esfuerzo. Nada que valga la pena lograr viene de manera sencilla; se necesita de trabajo duro. Pero para trabajar duro, debes concentrarte. La mayoría de las personas que tienen problemas de ansiedad tienen dificultades concentrándose en lo que están haciendo. Esto obviamente afecta la calidad de sus resultados. La falta de concentración es una enorme señal de que tus entornos emocional y mental están en caos, y que a menos de que trabajes en calmar tu mundo emocional, no serás capaz de concentrarte en nada de lo que hagas.

- **Irritabilidad**

Las personas enfrentándose con un trastorno de ansiedad tienen la reputación de ser groseras. Las personas a su alrededor ponen el esfuerzo de ser amables, pero les pagan con incluso más descortesía. Una persona irritable va por la vida con el ceño fruncido, lista para enojarse ante cualquier cosa o cualquiera que se cruce en su camino, y por esa razón, tienden a esquivarla. Ya que los seres humanos somos, más que nada, animales sociales, realmente se vuelve terrible para ellos, ya que no logran entender por qué nadie quiere estar cerca. Puede ser difícil el darse cuenta de que eres una persona irritable porque siempre racionalizarás tus acciones. Sin embargo, para superar la irritabilidad, primero tienes que apuntar tu trastorno de ansiedad.

- **Músculos tensos**

Las personas que se debaten con trastornos de ansiedad reportan tener dolores musculares. La ansiedad pone tu cerebro en un estado hiperactivo, y esta condición no es de ayuda para tu cuerpo, ya que agota sus recursos. Posteriormente, comienzas a experimentar dolor en ciertas áreas del cuerpo. El cuerpo está compuesto de muchas partes, y para que funcione sin problemas, cada parte debe trabajar eficientemente. Cuando tus emociones o pensamientos son respaldados por la ansiedad, puede haber dolor en ciertos músculos específicos. Una de las maneras más efectivas para superar la ansiedad es a través de una terapia de relajación muscular.

- **Insomnio**

Uno de los factores que ayudan a tener una vida productiva es la calidad del sueño. Debemos dormir al menos siete horas de calidad cada noche. Sin embargo, algunas personas tienen problemas para conciliar el sueño. Pueden meterse a la cama y fallar en siquiera tener una pisca de sueño por la mayor parte de la noche. El poco descanso que toman tiene sus consecuencias. Les provoca obtener resultados pobres en cualquier actividad que se involucren. El insomnio es uno de los indicadores de que una persona está enfrentándose a un trastorno de ansiedad.

- **Mucho sueño**

Al otro extremo del insomnio, tenemos a las personas que tienen problemas con salir de la cama. Quieren estar acostados y matar las horas. Por supuesto, estas personas están asustadas del "mundo real" y están tratando de escapar sus retos a través del sueño. Pero entonces, ¡uno no puede escapar de la vida! Ultimadamente, alcanzas el punto en donde no tienes opción más que confrontar la realidad. Si te encuentras durmiendo más de lo que es necesario, puedes estar sufriendo un trastorno de ansiedad, y estás buscando escapar de tu realidad.

- **Apanicarse**

Otra clara señal de que te estás enfrentando a un trastorno de ansiedad es la tendencia a entrar en pánico. Este sentimiento generalmente es activado por razones endebles. Podría ser algo tan simple como ver una película de terror que estimula tus miedos internos, y, posteriormente, te apanicas. En esas circunstancias, inclusive podrías pensar que tu muerte se acerca, fallando en reconocer que el incidente que acabas de ver es ficticio y que tu miedo realmente es imaginario.

- **Evitar a las personas**

Otro indicador fiable de que tienes un trastorno de ansiedad es la tendencia a escapar de la interacción humana. Debes entender que los seres humanos juegan un rol crítico en tu bienestar. Para ser realmente feliz, debemos agregar a otros seres humanos en la ecuación, ya que necesitamos de otras personas para satisfacer nuestras necesidades esenciales. Cuando alguien activamente evita el relacionarse, puede ser una indicación de que tienen un trastorno de ansiedad.

CAPÍTULO 5

CAUSAS DE ANSIEDAD

No es suficiente el saber que padeces de ansiedad, sino que es igual de importante el conocer cómo llegó esa ansiedad. Las siguientes son algunas de las causas de estrés.

- **Problemas de salud**

Necesitas estar en un estado de salud perfecto para tener una vida saludable y lograr objetivos importantes. Sin salud, realmente no hay mucho que hacer. Por lo tanto, cuando desarrollas una condición que es ampliamente perjudicial para tu salud física, puedes encontrarte desarrollando ansiedad. Por ejemplo, si adquieres una enfermedad que no tiene cura, la idea de que no superarás esa enfermedad puede amargar tu espíritu y provocar que te vuelvas ansioso. Es importante recordarte que superarás cualquier padecimiento físico con el que estés batallando, para así no desarrollar pensamientos negativos que, usualmente, maduran en ansiedad.

• **Medicación**

Algunas prescripciones y medicamentos de venta libre pueden traer ansiedad. Esto es porque los ingredientes en estas medicinas pueden volverte inquieto. Si fallas en seguir las instrucciones de consumo óptimo de la medicina, te puede poner en el riesgo de desarrollar ansiedad. Si se te ha colocado a través de una medicación potente por un tiempo significativamente largo, fácilmente puedes abrumarte del constante consumo de medicina, y, en consecuencia, desarrollar una imagen propia pobre. No sería raro que pienses en voz alta, "¿qué está mal conmigo?". Algunos de los medicamentos que notoriamente son causantes de ansiedad son las pastillas anticonceptivas y las pastillas para la pérdida de peso.

• Cafeína

Algunas personas no se pueden enfrentar al día sin tener su gloriosa dosis de cafeína diaria. Pero esta es la gran pregunta: ¿La cafeína es buena para ti? Y la respuesta es: ¡Probablemente no! La investigación ha encontrado que ser un consumidor empedernido de cafeína te pone en riesgo de desarrollar ansiedad. Si te das cuenta de que te pones ansioso cada vez que tomas café, quizá desees alejarte de ese hábito, para que así tengas oportunidad de mejorar tu salud emocional y mental. Hay muchas bebidas que son fantásticos substitutos del café.

• Saltarse las comidas

Algunas personas han leído en el internet que saltarse comidas les ayudará a perder peso. En lugar de irse por la ruta larga y difícil que involucra prestar atención a lo que comen y desarrollar hábitos fuertes, simplemente se matan de hambre. Pero luego, el matarse de hambre usualmente significa perder peso por eliminar los líquidos retenidos en el cuerpo, lo cual significa que los kilos rápidamente volverán.

Lo que es aún peor, es el hecho de que ponerte en un estado de inanición puede causar ansiedad. Si estás buscando perder peso, en lugar de saltarte las comidas mejor asegúrate de prestar atención a tu dieta e involucrarte en ejercicios físicos.

• Negatividad

Tu mente juega un rol crucial en la manera que actúas o hablas. Si te encuentras lleno de energía positiva, te encontrarás tomando decisiones positivas, y si estás lleno de energía negativa, te encontrarás tomando malas decisiones. Una de las maneras más profundas en que la negatividad te atrapa es invitando la ansiedad a tu vida. Si estás acostumbrado a percibirte con una luz negativa, tan sólo tendrás cosas desagradables que decir de tu persona, y esto alimentará el que tengas tendencias de auto inhibición. Una mentalidad negativa causa que desarrolles ansiedad y ultimadamente te detiene de alcanzar tus metas de vida importantes.

• Retos financieros

Es casi imposible ser feliz cuando estás cargado de deudas. No necesitas millones para ser una persona feliz. Si te faltan los fondos para atender a tus necesidades primarias y secundarias, puedes frustrarte de alguna manera, o incluso estar enojado con la vida. Los retos financieros han empujado a la gente a hacer cosas terribles. Si tus finanzas no están en orden, fácilmente puedes encontrarte desarrollando ansiedad. La mejor manera de asegurar que no eres financieramente débil es desarrollando habilidades de negocios, colaboración y expandir tu espíritu emprendedor.

- **Eventos sociales**

Las relaciones sociales son otra causa mayor de ansiedad. Muchas personas están incómodas con el hecho de tener que interactuar con desconocidos. Esto surge parcialmente del miedo a ser juzgados. Si te da miedo conocer personas, tenderás a desarrollar cierta ansiedad cuando sea que te encuentres en un ambiente social. Si eres una de esas personas que tiene miedo a interactuar con desconocidos, quizá quieras traer un amigo a las funciones sociales.

- **Conflicto**

Si estás acostumbrado a tener conflictos en tu vida, esto no solo incrementa tus niveles de estrés, sino que también puede impulsar un trastorno de ansiedad. El cerebro ha marcado los conflictos como experiencias terribles, así que tu mente siempre verá la forma de escapar de ellos. De esta manera, siempre te encontrarás siendo afectado por cosas que no les afectan a las personas ordinarias. Digamos que uno de tus mayores problemas es manejar una relación. Quizá hayas leído demasiado en las palabras y acciones de tus padres, avivando tus sentimientos. Tu cerebro revivirá los eventos que preceden a los escenarios que consideras irrespetuosos. A la larga, estarás atrapado en un ciclo vicioso negativo.

- **Suplementos para la pérdida de peso**

Vivimos en una era en donde es fácil engordar. Nuestros nutricionistas no son los mejores, y nuestros estilos de vida son básicamente sedentarios. Todo comienza lentamente, y antes de que te des cuenta, estás en el territorio del sobrepeso. La mejor manera de mantenerse en forma y peso es a través de una buena dieta y ejercitarse. ¿Pero quién tiene tiempo para eso? Algunos pseudo-expertos de la salud nos dicen que podemos lograr esto tan sólo tomando pastillas de dieta. En primer lugar, las ventajas de estas pastillas han sido desacreditadas, y, así mismo, parece que también pueden causar ansiedad. Es una pérdida de cualquier lado que lo veas.

- **Estrés excesivo**

Mientras vivas en este planeta, siempre tendrás que lidiar con el estrés. Pero entonces, tienes que entender que algunos niveles de estrés son manejables mientras que otros son totalmente paralizantes. Con el estrés manejable, necesitas una buena risa para superarlo, pero cuando el estrés se vuelve imposible de manejar, se expande a otras áreas de tu vida, manteniéndote cautivo. Los psicólogos creen que el estrés excesivo es una causa de ansiedad. Las circunstancias que promueven el estrés excesivo varían de persona a persona, pero algunas de las áreas comunes incluyen el estar desempleado, la muerte de un ser querido, el divorcio y padecer de una enfermedad crónica.

CAPÍTULO 6

FACTORES DE RIESGO DE LA ANSIEDAD

L os factores de riesgo son meramente cosas que incrementan la posibilidad de adquirir una enfermedad. Cuando se trata de ansiedad, hay varios factores de riesgo que incrementan la probabilidad de que adquieras mencionada condición. Aunque uno puede desarrollar un trastorno de ansiedad sin ninguno de estos factores de riesgo, la presencia de ellos hace más probable que engendres una condición ansiosa. Los siguientes son factores de riesgo para desarrollar un trastorno de ansiedad:

- **Sexo**

Las estadísticas muestran que las mujeres son más propensas que los hombres a tener un trastorno de ansiedad. Una de las razones principales por las que las mujeres tienen una estadística más alta es por su deseo de ver a un doctor, hablar de sus síntomas y obtener un diagnóstico. Las mujeres también tienen hormonas que las predisponen a los trastornos de ansiedad. La expectativa cultural es otro factor que pone a las mujeres en un mayor riesgo de desarrollar un trastorno de ansiedad. Las mujeres obviamente están más preocupadas que los hombres de lo que la sociedad pueda pensar. Así que, encontrarás que una mujer se estresa por cosas que no afectan a un hombre promedio, lo cual puede empujarla a un trastorno de ansiedad.

- **Historia familiar**

Un trastorno de ansiedad puede correr en la familia. Algunas familias son conocidas por ciertas condiciones de salud particulares. Cuando se trata de la ansiedad, los miembros de la familia están predispuestos a la condición, particularmente por la dinámica familiar. Algunas de estas dinámicas incluyen abuso, violencia y sobreprotección. La familia puede tener una forma de hacer las cosas que los predispone a un trastorno de ansiedad. Mientras más miembros de la familia adopten los métodos del resto, se encontrarán bajo el riesgo de desarrollar esta condición. Puede ser difícil superar este reto considerando que nuestras familias influyen la mayor parte del comportamiento humano.

- **Genética**

Cuando dices que la ansiedad está en la familia, usualmente es el resultado de los miembros viviendo sus vidas de una forma que impulsa los trastornos de ansiedad. Por el otro lado, un trastorno de ansiedad también puede estar bien enraizado a la genética de alguien. Si alguien está genéticamente predispuesto a un trastorno de ansiedad, pueden heredar la condición a su descendencia. En el caso de una predisposición a un trastorno de ansiedad, no hay mucho que pueda hacerse para superar la condición, a excepción de aprender, por imitación, mejores hábitos.

- **Abuso de sustancias**

Cuando alguien comienza a abusar de las drogas, usualmente están tratando de escapar de la realidad. Pueden estar desilusionados con su vida. Pueden sentirse profundamente decepcionados de algo. O simplemente pueden no tener sentido de dirección. Y, como ser humano, estos no son los lugares correctos para estar. Por lo tanto, se aferran a las drogas en un intento por entorpecer a sus sentimientos. La situación con las drogas es que, en efecto, pueden hacer que esos horribles sentimientos desaparezcan, pero tan solo por un momento. Una vez que el efecto de la droga cede, los sentimientos previos regresan e incluso con una intensidad mayor, comúnmente arrojando a la víctima en episodios de ansiedad.

- **Enfermedad crónica**

Cuando uno está lidiando con una enfermedad que persiste por meses o incluso años, se está en riesgo de desarrollar un trastorno de ansiedad. La mayoría de las enfermedades crónicas vienen con un conjunto de terribles realidades que hacen la vida difícil. Por ejemplo, la diabetes, una enfermedad crónica común, dificulta que la víctima tenga una vida saludable. Se les restringe de dietas específicas que alguna vez disfrutaron. Así mismo, el cuerpo parece sufrir una paliza debido a la medicación. Todos estos factores incrementan la probabilidad de que una persona desarrolle un trastorno de ansiedad.

- **Factores éticos**

Los seres humanos nos animales sociales. Cuando uno se encuentra rodeado de personas con las que no se puede relacionar, puede causar un gran dolor emocional que ultimadamente impulsará el desarrollo de ansiedad. En la era presente, hay mucha migración de países del tercer mundo al primer mundo. La mayoría de estos inmigrantes están en riesgo de desarrollar trastornos de ansiedad. Esto es debido a las dificultades de ajustarse a una nueva cultura, el complejo de inferioridad, desolación, falta de lazos familiares fuertes y enfrentarse a la hostilidad del país anfitrión.

- **Depresión**

Lo gracioso de las enfermedades mentales es que se presentan en pares o más. Encontrarás que la mayoría de las personas sufriendo con un trastorno de ansiedad también lidian con trastorno de depresión mayor e inclusive otras condiciones. La depresión es una de las formas más comunes de enfermedades mentales. Es caracterizada por largos periodos de sentirse triste y desanimado. Las personas deprimidas tienen dificultades con sentimientos de pérdida o esperanza. Esta condición usualmente pone a uno en riesgo de desarrollar un trastorno de ansiedad.

- **Trauma**

Una experiencia traumática deja a la víctima abrumada, con sentimientos de dolor y pérdida. Puede ser bastante difícil superar una experiencia traumática. Para algunas personas, tienen que vivir recordatorios diarios de esa experiencia, lo cual no es algo bueno. Lo que pasa, usualmente, es que esta experiencia traumática provoca que la víctima desarrolle una percepción de la realidad deformada que los predispone a las enfermedades mentales, y específicamente, al trastorno de ansiedad. La mayoría de las personas que tienen problemas con traumas no resueltos no sólo encuentran difícil el encajar en la sociedad, sino que también tienen dificultades para ser productivas.

- **Redes sociales**

Colectivamente, los seres humanos son muy innovadores. Una de las áreas que ha experimentado un avance tremendo es la tecnología. Ahora tenemos el internet, que ha revolucionado el mundo, y se debate que el internet, como recurso, es responsable de crear más ganancias que cualquier otro recurso en la historia del planeta. Gracias al internet, hoy en día tenemos varias redes sociales; investigadores han descubierto que una persona promedio pasa varias horas en una plataforma de redes sociales. Por el otro lado, los psicólogos nos advierten que las redes sociales nos pueden predisponer a enfermedades mentales como la ansiedad. Cuando tienes el hábito de revisar tus redes sociales, básicamente estás tratando de medirte a comparación del mundo, y en la mayoría de los casos, encontrarás que te quedas corto, lo cual ultimadamente te hará sentir mal.

- **Intentos de suicidio**

Las personas que tienden a lastimarse a sí mismas están en mayor riesgo de desarrollar un trastorno de ansiedad. Estas personas pueden hacer cosas como cortarse, arrojarse a un río como castigo o incluso golpearse la cabeza contra objetos duros. Estos comportamientos son un indicativo de una profunda pérdida de la esperanza. Para una persona que está buscando terminar con su vida, nada se siente bien, y esto los predispone a desarrollar problemas de salud mental.

CAPÍTULO 7

EFECTOS NEGATIVOS DE LA ANSIEDAD EN LA SALUD FÍSICA

La mayoría de las personas imaginan que un trastorno de ansiedad tan sólo afecta el comportamiento del individuo, sin embargo, hay muchos efectos de la ansiedad en la salud física. Aquí se encuentran algunos de ellos.

• **Palpitaciones del corazón aceleradas**

Debes recordar que la ansiedad es una respuesta biológica

perfectamente normal. Esta respuesta nos ha ayudado a sobrevivir la amenaza de la extinción. Cuando nos encontramos en una situación que nos provoca ansiedad, nuestro cerebro, como consecuencia, decide si necesitamos escapar o pelear, lo cual hace que los latidos de nuestro corazón se aceleren, mandando sangre a todos los músculos críticos que permiten dar la respuesta de atacar o huir. El problema con un corazón de latidos acelerados, es que trae consigo otras condiciones desfavorables, por ejemplo, confusión, mareos y sentirse débil. Se vuelve mucho más difícil hacer cosas que antes solías hacer cómodamente.

- **Falta de aliento**

Asumamos que estás profundamente ansioso respecto a la oscuridad. Cuando tu pareja está cerca, realmente no estás asustado, pero cuando se va, esos pensamientos acechadores regresan. Así que, un día, tu pareja sale de viaje y te quedas solo en casa, lo cual te deja algo intranquilo. En la noche decides dormir con las luces encendidas porque, obviamente, estás asustado de estar en la oscuridad. Sin embargo, antes de quedarte dormido, se va la luz. Comienzas a experimentar sentimientos y pensamientos inquietantes. Mientras incrementan los latidos de tu corazón, te percatas de que te estás quedando sin aliento, lo cual te hará sentirte bastante incómodo.

- **Agotamiento**

Asumiendo que una de tus causas significativas para tener ansiedad es tu imagen, es evidente que te encontrarás desarrollando pensamientos negativos por tener una pobre imagen propia. Por ejemplo, puedes ir caminando en la calle cuando miras a un lado y atrapas un reflejo de ti mismo en una pared de cristal. Inmediatamente piensas que algo está mal contigo y comienzas a preocuparte de que luces terrible. Esto causa que desarrolles tendencias de auto inhibición. Cuando estás obsesionado con tu imagen, tiendes a hacer muchas cosas innecesarias. También estás atrapado en una nube de pensamiento intenso, y, como resultado, puedes estar constantemente cansado.

- **Problemas para dormir**

En la mayor parte, la ansiedad te complica el que vayas a dormir. Cuando tienes un desencadenante para la ansiedad, lo último que quieres hacer es dormir hasta que hayas resuelto tu problema, real o imaginario. Así que te recuestas en tu cama, pero no logras tener una pisca de sueño. Conociendo la importancia de dormir para el funcionamiento general del cuerpo, estás en un gran inconveniente en cuanto al rendimiento de tu persona. Las personas que no duermen adecuadamente tendrán dificultades para desenvolverse en el trabajo. Por el otro lado, los problemas de ansiedad también pueden hacerte dormir en exceso. Algunas personas que tienen ansiedad imaginan que quedarse en cama y rehusarse a despertar puede hacer que la ansiedad se vaya, lo cual es una idea errónea. Para hacer algo, debes despertarte y realmente ejecutar la tarea. Pasar demasiado tiempo en cama te convertirá en alguien que no hace nada, y al final de todo, estarás en una posición mucho peor.

- **Dolor muscular**

Tienes que entender que la ansiedad induce estrés, y el cuerpo reacciona al estrés tensando los músculos. Si tienes un trastorno de ansiedad social, probablemente tenderás a mantenerte rígido cuando otras personas te rodean. Si haces de esto un hábito, obviamente desarrollarás dolor muscular, lo cual es bastante malo para ti. Cuando tienes dolor muscular, éste puede evitar que realices tu trabajo de manera adecuada. Si eres un escritor, quizás tengas un momento difícil sentándote frente a la computadora para escribir un documento. Si eres un maestro, quizá pases un mal rato parándote frente a los estudiantes durante la clase.

- **Inflamación e indigestión**

Cuando uno está batallando con un trastorno de ansiedad, el cerebro responde colocando la mayoría de los recursos en los músculos, ya sea para huir del peligro o combatirlo. Como resultado, la mayoría de las otras áreas del cuerpo carecen de recursos. Una de estas áreas es el estómago. El estómago necesita de muchos recursos para tener una buena digestión. Sin embargo, la ansiedad complica que los intestinos digieran la comida apropiadamente. Esto aumenta tanto la inflamación como la indigestión. Estas son condiciones bastante incómodas de experimentar. Con un estómago inflamado, el movimiento intestinal está desordenado. Con un problema de indigestión, experimentas dolor de estómago, lo cual es una condición profundamente desagradable.

- **Sudoración excesiva**

La sudoración es uno de los síntomas más comunes de un trastorno de ansiedad. Esto es especialmente para las personas que tienen dificultades con un trastorno de ansiedad social. Les dan escalofríos con la mera idea de que deberán pararse y hablar frente a varias personas. Es por esto que quizás hayas notado que en las reuniones sociales algunas personas tienen sudoración en las axilas o en la espalda. Cuando tienes un problema de sudoración excesiva, te puede dificultar el llevar una vida saludable, en el sentido de que siempre será una inconveniencia para ti.

- **Temblar excesivamente**

La mayoría de las personas con un trastorno de ansiedad se encuentran temblando cuando son estimuladas. Por ejemplo, si una persona sufre de trastorno de pánico, temblarán durante el ataque de pánico. Pueden desarrollar ataques de pánico por razones endebles, sin embargo, estarán temblando. Incluso las personas que tienen problemas de ansiedad social tienden a temblar excesivamente. Esto parece venir de su miedo a ser juzgados.

Cuando tienes una tendencia a temblar excesivamente, te niega la oportunidad de tener una vida productiva y disfrutar de la compañía de otras personas sin la necesidad de invitar a un escrutinio innecesario.

- **Pérdida del lívido**

Uno de los peores efectos de la ansiedad en la salud física es la pérdida del lívido. Todos sabemos que uno de los placeres de la vida es consentir a la actividad sexual con la persona que prefieras. Pero, para disfrutar esta actividad, tiene que existir un combustible sexual, el cual básicamente es el lívido. No obstante, la ansiedad es una de las cosas que pueden disminuir el lívido. Si te pones ansioso respecto al sexo, quizá quieras hacer una o dos cosas que hagan que tu ansiedad se vaya. Por ejemplo, quizás quieras hablar con tu pareja, encontrar algo en común y ver si esto mejora las cosas.

- **Irritabilidad**

Alguien que tiene problemas de ansiedad puede exhibir un hábito que lo hará bastante desagradable: ser irritable. Cuando alguien se molesta fácilmente, significa que no quiere a nadie alrededor. No sin razones, pensarás que esto es precisamente lo que quieren, aunque en realidad es lo que recienten. Por un lado, quieren que la gente los acepte y los encuentre agradables, y, por otra parte, no pueden evitar el ser irritables y hostiles. Esto hace que parezcan una paradoja. En el mundo de ahora, no muchas personas tienen la paciencia de entender lo que está viviendo alguien; por lo tanto, al final terminan atrayendo odio innecesario.

CAPÍTULO 8

TÉCNICAS DE TCC PARA ELIMINAR LA ANSIEDAD

Hay varias técnicas de Terapia Cognitiva Conductual otorgadas a un paciente en el contexto tanto de terapia como de vida diaria. Estas son algunas de las técnicas más comunes que un practicante dará a su paciente para superar la ansiedad.

- **Entrenamiento de habilidades**

Uno de los problemas que tienen las personas es la falta de habilidades. Cuando no tienen las habilidades correctas, puede ser bastante problemático. Cuando se trata de trastornos de ansiedad, no es diferente. Para una persona batallando con ansiedad social, puede ser el resultado de simplemente no tener habilidades sociales, de comunicación o habilidades de asertividad. Para superar este reto, obviamente necesitan aprender estas habilidades. Las habilidades sociales no están sembradas en el ADN de uno. Es más que nada una disciplina que cualquiera puede aprender, mientras se ponga el esfuerzo. Muchas personas pueden parecer carismáticas ahora, aun cuando antes se percibían como repulsivas.

- **Tener un diario**

Esta técnica tiene la intención de identificar cómo son tus pensamientos y estados de ánimo. La mayoría de las personas tienden a actuar de manera reactiva sin primero detenerse a entender su proceso de pensamiento. Tener un diario te ayuda a darte cuenta de tus pensamientos y estados de ánimo, el origen y su intensidad. Digamos que, como resultado de perder tu matrimonio, tienes dificultades de estrés postraumático. Quizá un día estés caminando por la calle y veas a alguien que se parece a tu expareja. Esta instancia podría activar un episodio de ansiedad. Sin embargo, cuando reconoces que tu ansiedad brota de ese incidente, estarás en una posición mucho mejor para superar tu condición.

• **Desentrañar distorsiones cognitivas**

La mayoría de las personas que sufre de un trastorno de ansiedad tiende a tener una percepción imperfecta de la realidad, y llegan a este punto debido a sus distorsiones cognitivas. Estas distorsiones cognitivas son meramente pensamientos automáticos hirientes. Por ejemplo, si tienes problemas de ansiedad social, quizá pienses que eres feo, y por ello te mantengas alejado de la gente. Tal vez piensas que, al acercarte a esas personas, expondrás tus debilidades. Pero esto tan sólo es un pensamiento automático que te hace daño. Hay muchas personas con peores rasgos que tú que disfrutan la compañía de otros. Así que, cuando desentrañas tus distorsiones cognitivas, significa que te desharás de tus pensamientos automáticos hirientes para reemplazarlos con creencias positivas. En lugar de pensar que eres feo, comenzarás a pensar que eres hermoso.

• Exposición y respuesta

Esta técnica está diseñada para aquellos que sufren de trastorno obsesivo-compulsivo. Se trata, técnicamente, de exponerte a una situación que provoque comportamiento compulsivo pero que te retengas de caer en él. Por ejemplo, si tu hábito compulsivo es revisar la puerta, simplemente siéntate en el sillón y abstente de revisar la puerta. Sentirás como si tuvieras que ir a la puerta y mirar una vez más, pero tendrás que recordarte que ya lo has hecho y no hay razón para hacerlo de nuevo.

• Exposición interoceptiva

Esta técnica es usada para tratar a las personas con trastorno de pánico. Esencialmente se trata de ayudar a los pacientes a entender que los efectos del pánico no son necesariamente malos. La mayoría de las personas que tiene trastorno de pánico tienden a tener un sentido inminente de fatalidad, y esto es un miedo imaginario que los atrapa en mencionada condición. El ser expuesto a una situación que provoca su pánico y tener que pasar a través de la actividad mental resultante, les hace darse cuenta de que su trastorno de pánico puede ser superado exitosamente. Por ejemplo, si uno de los reactivos de su desorden de pánico es un evento traumático, pueden ser expuestos a situaciones que traigan de vuelta esos sentimientos para después confrontarlos.

- **Exposición a pesadillas**

Esta técnica es usada para ayudar a las personas que sufren te ataques de pesadillas. Tan sólo se trata de confrontar tus miedos. Si una persona batalla con pesadillas, quizá tenga problemas en tener sueño de calidad, lo cual tendrá un serio impacto en su calidad de vida. La exposición a pesadillas se trata de crear escenarios que den tema de pesadilla, y una vez que lleguen las emociones acompañantes, el practicante le ayudará al paciente a entender bastante bien sus emociones. A la larga, el paciente entenderá que las pesadillas simplemente son problemas imaginados.

- **Sigue el guion hasta el final**

Esta técnica es usualmente para aquellos que batallan con miedo o ansiedad. Está destinada a ayudar a la víctima a entender que el miedo tan sólo está manufacturado en su cabeza. Por ejemplo, si tienes problemas de ansiedad social, quizá hayas desarrollado el hábito de evitar a las personas. Esta técnica busca ponerte en una situación en donde no puedas evitar a las personas, y después te darás cuenta que en el peor de los casos, nada terrible puede ocurrir. En esencia, se trata de conquistar tus miedos. Después de esto, la víctima se da cuenta que tan sólo ha sido retenida por su miedo a lo desconocido.

- **Relajación muscular progresiva**

Esta técnica no sólo es usada para tartar la ansiedad, sino que es una excelente técnica para la meditación de *mindfulness*. Para eliminar la ansiedad, es una técnica muy útil. La relajación muscular progresiva ayuda a que la persona se sienta cómoda consigo misma. Consiste en relajar un grupo muscular a la vez hasta que experimentes un bienestar general en todo el cuerpo. Puedes realizar este ejercicio con la asistencia de videos de YouTube o con una audioguía. Este ejercicio puede ser incorporado en tu vida diaria para obtener mayores resultados.

- **Respiración relajada**

Los psicólogos creen que una de las formas de combatir la ansiedad es a través de la respiración profunda. Cuando sea que te encuentres al comienzo de un ataque de ansiedad, tan sólo extiende tus brazos y haz respiraciones profundas. La explicación científica es que respirarás más oxígeno, y entre más oxígeno entre a tu cerebro, estarás en una mejor posición de calmarte ante la situación que provocó la ansiedad. Con la respiración relajada, todo lo que necesitas es comprometerte con tu tiempo, considerando que puedes hacer este ejercicio básicamente en todos lados.

Parte III

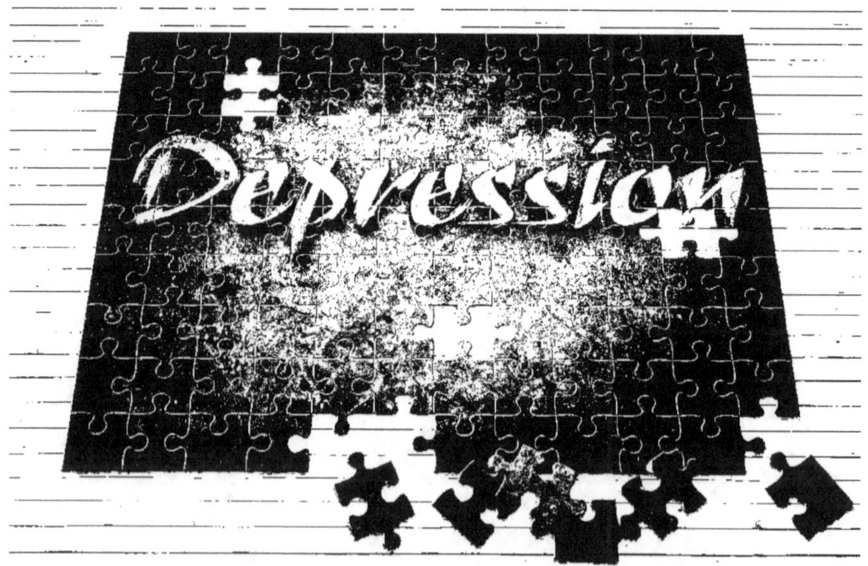

CAPÍTULO 9

ENTENDER LA DEPRESIÓN

La depresión es una enfermedad mental común que afecta negativamente tus sentimientos, pensamientos y comportamientos. Básicamente, todo quien camina sobre la faz de la Tierra ha experimentado depresión. Quizá haya llegado tras haber perdido tu empleo, a un ser querido, una ruptura repentina o una racha de mala serte. Cuando la depresión llega apenas y puedes ignorarla, ya que presionará hasta que notes su presencia. La depresión usualmente causa que la víctima se sienta triste y pierda el interés por las cosas que previamente había encontrado fascinantes. Además, la depresión reduce la productividad de uno y afecta la habilidad de funcionar en sociedad.

No siempre hay un reactivo observable para la depresión.

Para la mayoría de las personas, al deprimirse siempre pueden apuntar a algo y considerarlo como un factor de su depresión. Puede ser un accidente, la pérdida de un empleo o una pelea en redes sociales. Sin embargo, la depresión también puede ocurrir cuando todo aparenta estar bien. Esto es porque la depresión puede emanar del subconsciente, siendo impulsada por factores que están fuera de nuestro alcance consciente. Esto significa que no siempre puedes saber la causa de tu depresión, a menos que tengas la asistencia de un profesional de salud mental. La depresión tiene muchas caras, y puede ser bastante complicado entenderla en un comienzo.

Señales clave de la depresión o estrés emocional

La primera señal es un cambio de personalidad. Cuando alguien tiene problemas de depresión, notarás que su personalidad ha cambiado. Si antes eran individuos despreocupados y alegres, repentinamente podrían volverse fríos. La segunda señal es agitación. Quizás puedas notar que una persona exhibe niveles de agitación improcedentes, lo cual es usualmente muy diferente a como los conocías. La tercera señal es retracción. Alguien que está luchando con depresión raramente quiere estar con otras personas. Se encerrarán en una cueva y se mantendrán escondidos. La cuarta señal es un cuidado propio pobre. Alguien que se enfrenta a la depresión deja de cuidarse porque piensa pobremente de sí mismo. Finalmente, una persona deprimida pierde la esperanza. No los verás haciendo cosas que se necesitan hacer porque ya han perdido toda la esperanza.

Hay más en la depresión que tan sólo tristeza

Alguien puede sentirse triste y no estar deprimido. La tristeza es una emoción humana común, y la en su mayor parte, de corta duración. Puedes estar triste ahora, y un momento después sentirte jubiloso. La tristeza no es lo mismo que la depresión. De hecho, algunas personas que van por la vida portando una sonrisa podrían estar fuertemente deprimidas. La depresión es, en su mayor parte, un estado. Provoca que pierdas el interés en las cosas que alguna vez te gustaron. Y causa que desarrolles una nueva actitud respecto a la vida. Si la depresión no es atendida a tiempo, puede arruinar totalmente la vida de una persona.

La depresión también puede afectar a los niños

Hay un mito de que la depresión es un problema de adultos. Pero lo que algunas personas no se dan cuenta es que la depresión puede afectar también a los niños. Los niños pueden no tener muchos problemas que tienen los adultos, como dificultades financieras, relaciones fallidas o estrés relacionado al trabajo. Empero ello, no significa que la infancia esté libre de todos los problemas. Tiene su propio conjunto de conflictos, incluyendo la presión de otros compañeros, bullying y autoestima, que fácilmente pueden fomentar episodios de depresión. La depresión en los niños es mucho peor porque no tienen la capacidad mental para entender qué está pasando.

Es una enfermedad real

Algunas personas cometen el error de hacer menos su depresión. Cuando los síntomas se vuelven más fuertes, pueden sentirse que se están volviendo locos, en lugar de darse cuenta de que necesitan ayuda médica. Estas personas usualmente esperan hasta que es muy tarde. En el peor de los escenarios, la depresión puede hacerte descender a adquirir el peor hábito que jamás hayas imaginado posible. Si tienes depresión y la ignoras, estás en riesgo de caer directo al piso. Cuando se trata de eliminar la depresión, lo más importante es incrementar tu autoconsciencia, para así reconocer los pensamientos y comportamientos negativos.

La depresión es tratable

Algunas personas que tienen problemas de depresión se sienten realmente sin esperanzas porque piensan que no hay una cura. Obviamente, están equivocadas. La depresión es una enfermedad bastante tratable. Las dos formas más comunes de tratar la depresión son la medicación y la psicoterapia. Ambos caminos de tratamiento tienen sus ventajas y desventajas. Debes tener la asistencia de un profesional de salud mental para escoger el tratamiento que mejor te acomode. La mayoría de las personas parecen seleccionar la psicoterapia, y específicamente, la Terapia Cognitiva Conductual, la cual está adquiriendo más seguidores debido a su impacto positivo.

La depresión no tratada es la principal causa de suicidio

Las personas no se quitan la vida simplemente porque están experimentando dificultades. Hay muchas personas con más retos de los que puedes imaginar, pero nunca pensarían en quitarse la vida. Una de las principales causas del suicidio es la depresión no tratada. Cuando una persona ha perdido toda la esperanza, sus habilidades de pensamiento crítico pueden bloquearse, y como resultado, pueden incluso cuestionarse el sentido de la vida, lo cual es la línea de pensamiento que impulsa a uno a suicidarse. Por lo tanto, es importante recibir ayuda inmediatamente después de notar que estás sufriendo depresión.

La depresión te impide ser sexual

Las relaciones juegan un rol esencial en nuestras vidas. Si tenemos relaciones fuertes, no importan las circunstancias, seremos felices la mayor parte del tiempo. Para mantener estas relaciones, debemos satisfacer sexualmente a nuestras parejas. No es razonable el mantenerse por largos periodos de tiempo sin tener sexo con tu pareja. Así que, cuando te encuentres sin sentir esa urgencia, quizá quieras asegurarte de que no estás deprimido, ya que la depresión tiende a eliminar la urgencia sexual. Quizá sea la manera del cerebro de decirte que primero reestablezcas tu balance emocional.

Pasar tiempo con gente deprimida puede deprimirte

Hasta cierto punto, la depresión es como un resfrío. Puedes adquirirlo de alguien que ya sufre de él. Así que debes ser cuidadoso de con quién pasas la mayor parte de tu tiempo. Si tienes una tendencia a salir con personas deprimidas, probablemente desarrollarás sus hábitos, y, en consecuencia, volverte igual de deprimido. Pero si sales con gente positiva, desarrollarás una mentalidad positiva, y te encontrarás a ti mismo actuando positivamente. Puede ser difícil el desasociarse de una persona negativa que has conocido por mucho tiempo, pero cuando la alternativa es mucho peor, no te queda opción.

La depresión se puede manifestar de forma diferente en hombres y mujeres

Así como el comportamiento de un individuo durante la depresión está ligado a su personalidad, hasta cierto punto, el sexo de una persona también juega un papel. Un hombre y una mujer pueden estar deprimidos, pero habrá un mundo de diferencia en cómo actúen. El hombre tiende a volverse irritable o retraído. Por el otro lado, es más probable que la mujer esté afligida y se aferre a sus amigos.

Ejercitarse puede ayudar

Cuando alguien va al gimnasio, pueden asumir que lucen en buena forma. No hay nada de malo en estar en forma. Pero, ¿sabías que el ejercitarse también puede ayudar con la depresión? Cada vez que te sientas bajo de espíritu, tan sólo ponte un atuendo deportivo y ve al gimnasio. Encontrarás que los entrenamientos intensivos tienden a eliminar los síntomas de la depresión. Sin embargo, también tienes que darte cuenta de que para superar la depresión debes confrontar el problema real que está detrás. Meramente tratar los síntomas no será de ayuda.

La dieta puede ser de ayuda

Justo como el ejercicio, la dieta también puede ser de ayuda. Muchos estudios apuntan el hecho de que hay una correlación entre lo que comemos y la salud mental. Si estamos acostumbrados a comer dietas pobres, somos más propensos a tener una salud emocional pobre. Pero si estamos acostumbrados a alimentarnos con buenas dietas, ciertamente tendremos una buena salud emocional. Una dieta balanceada consiste de varios alimentos nutritivos, y debemos hacernos al hábito de consumirlos.

CAPÍTULO 10

SÍNTOMAS DE LA DEPRESIÓN

Estos son algunos de los principales factores que indican que estás sufriendo de depresión.

- **Pérdida de la esperanza**

Cualquier persona caminando sobre la faz de la Tierra aspira a lograr algo. Su felicidad está ligada a lograr ese objetivo. Lo gracioso de la mente es que mientras estés trabajando duro por alcanzar un objetivo, tu mente estará bien con ello. Sin embargo, una vez que dejas de imaginar que alcanzarás ese objetivo, se vuelve problemático. El momento en que pierdes la esperanza respecto a la vida es un claro indicador de que estás batallando con un trastorno depresivo mayor. Todas las personas sanas deben guardar cierta esperanza respecto al mañana o sobre lograr algo que siempre han estado esperando.

- **Pérdida de interés**

¿Alguna vez haz visto a alguien sumamente interesado en un pasatiempo particular, pero después, en cierto punto, dejan de preocuparse? Puede significar que tienen algo mejor que hacer. Pero también puede significar que están deprimidos. Esto es lo que la depresión hace. Te hace perder el interés en las cosas que alguna vez te gustaron. Así que, si te encuentras desinteresado por las cosas que alguna vez amaste, quizás quieras ver a un profesional de salud mental y asegurarte de que no tienes depresión. La depresión no siempre es ruidosa. Puede inmiscuirse en ti, influyendo en pequeñas partes de tu vida, hasta que es demasiado tarde para salvar la situación.

- **Cansancio**

Es bastante normal es estar cansado después un trabajo físicamente demandante. Pero, si acabas de despertarte, tomaste el desayuno y te percataste de que estás exhausto, quizá tengas depresión. La mente de la persona promedio con depresión tiende a reaccionar exageradamente. Y esta actividad mental intensa consume todos los recursos, lo cual deja a la persona sintiéndose exhausta. El estrés emocional que la mayoría de las personas con depresión experimenta es, usualmente, abrumador. Como resultado, la víctima siente como si el mundo se derrumbara frente a ella.

- **Problemas para dormir**

Otro síntoma primario de la depresión son los problemas para dormir. Para una persona bien ajustada, ocho horas de sueño cada noche son suficientes. Por ello, si te encuentras con poco sueño o durmiendo excesivamente, quizá tengas depresión. La falta de sueño, o insomnio, pueden tener efectos negativos en tu vida. Ya que no descansas lo suficiente por la noche, no tendrás la energía necesaria para pasar el día. La falta de sueño también te vuelve irritable, lo cual aleja a las personas de ti. Por otro lado, dormir excesivamente tampoco es adecuado; consume tus horas productivas y te convierte en un saco de huesos perezosos.

• **Ansiedad**

Esta condición es caracterizada por preocuparse excesivamente. La mayoría de las personas que tienen problemas con la depresión tienden a batallar con ansiedad también. La persona deprimida promedio usualmente tiene varias distorsiones cognitivas. Ya que su percepción de la realidad es defectuosa, al final terminan siendo afectadas por cosas que no afectan a las personas normales. La ansiedad usualmente causa que desarrolles hábitos auto inhibidores que te dificultan el relacionarte con otros. En el peor de los casos, la ansiedad causa que evites a los demás, ya que piensas que desean hacerte daño.

• **Cambios en el apetito**

Algunas personas toman la depresión comiendo de más y otras absteniéndose de la comida, que, en cualquiera de los casos, es malo. Sin duda alguna, alguien que come excesivamente aumentará de peso, y si no se detienen, terminarán volviéndose obesos, lo cual es indeseable.

Cuando uno se vuelve obeso, usualmente desarrollan una imagen propia negativa. Este nuevo desarrollo podría empeorar sus circunstancias. Por otra parte, cuando una persona se mantiene lejos de la comida o come muy poco, su cuerpo entra en modo de inanición, comprometiendo varios procesos psicológicos. Uno debe tener un apetito promedio en donde no se come ni mucho ni poco.

- **Emociones impredecibles o no tener emociones**

Lo preocupante de la depresión es el hecho de que tiene extremos emocionales polares. Por un lado, uno puede experimentar emociones impredecibles, de forma que un momento puedes estar feliz y al siguiente triste, y después feliz de nuevo. De esta manera, nunca sabrás que esperar. Por el otro lado, en algunos casos las víctimas no tienen emociones. Pueden portar una expresión vacía y la personalidad de una roca. Esta falta de emociones es realmente aterradora. Una persona ajustada debe ser capaz de demostrar las emociones que está experimentando.

- **Pensamientos suicidas**

La depresión está invariablemente conectada a los

pensamientos suicidas. Éstos vienen del hecho de que el individuo ha perdido toda la esperanza, lo cual significa que no le ve el sentido a la vida. Una vez que has alcanzado esta etapa, puedes comenzar a pensar en formas de terminar con tu vida. Te desvías pensando que eso ayudará tu situación, cuando en realidad, tan sólo hará tu situación peor, considerando la cantidad de dolor que le causarás a tus seres queridos. Si te encuentras jugando con la idea de suicidio, acércate a un profesional de salud mental, porque claramente estás sufriendo depresión.

- **Culpa**

Si has hecho algo terrible, como robar o matar, es natural sentir culpa. Pero si no has hecho nada y de alguna manera pareces tener problemas con sentimientos de culpa, esa es una clara señal de que estás batallando con depresión. La culpa puede limitarte de ser tú mismo. Provoca que desarrolles hábitos de auto inhibición, y a la larga, dejas de ser tú mismo. Así que cuando notes que te sientes culpable sin que exista alguna causa probable, quizá desees buscar asistencia médica. La depresión tiene su forma de invadir a alguien, primero haciendo pequeños impactos, y una vez que se ha enraizado, los síntomas se vuelven mucho más fuertes.

• Problemas digestivos

Esto no significa que tienes depresión cada vez que tengas un problema digestivo. La mayoría del tiempo, se deberá por hábitos alimenticios pobres. Sin embargo, los investigadores han encontrado que hay una conexión entre los problemas digestivos y la depresión. Si te percatas de que tienes inflamación estomacal o indigestión, incluso cuando tu dieta es perfecta, hay una posibilidad de que estés sufriendo de depresión.

• Irritabilidad

Esto aplica especialmente para los hombres. La mayoría de los hombres que tienen problemas de depresión, se vuelven irritables. En otras palabras, se molestan fácilmente. Estar alrededor de ellos es similar a caminar sobre espinas. ¿Quién quiere eso? Justamente es por esto que la gente los excluye. Cuando eres irritable, se vuelve difícil trabajar con otra persona.

CAPÍTULO 11

CAUSAS DE LA DEPRESIÓN

Muchas personas sufren de depresión, pero ésta es causada por muchos diferentes factores. Estas son algunas de las causas comunes de la depresión.

- **Abuso**

Esta es una de las principales causas de la depresión, especialmente si uno experimentó abuso como niño. Las personas que han sido abusadas, en algún punto, tienen dificultades en superar esas emociones desagradables. Quizá fue abuso físico en donde eran golpeados por sus padres o amigos. Tal vez fue abuso sexual en donde sus parejas o extraños tomaron ventaja de ellos. O quizás fue abuso emocional en donde fueron emocionalmente explotados por personas que tenían autoridad sobre ellos, por ejemplo, jefes, padres, parejas o incluso amigos. El abuso infantil es el peor. Usualmente evoca muchos sentimientos desagradables y la víctima rara vez sabe cómo resolverlos, especialmente si los padres ejercieron la violencia.

- **Medicación**

La depresión puede surgir como resultado de una prescripción médica o por automedicación. No es tu culpa, solamente es lo que es. Es por esto que siempre debes tener asistencia médica de profesionales calificados. Ellos te guiarán para recibir la medicación apropiada sin ponerte en riesgo de desarrollar depresión. Sin embargo, en algunas situaciones es inevitable. Lo bueno de este tipo de depresión, es que desaparece cuando se van los efectos de la droga. Así mismo, asegúrate de tomar la prescripción sin romper las instrucciones. Una sobredosis o una dosis baja pueden impulsar la depresión.

• Conflicto

La depresión puede surgir como el resultado de estar involucrado en muchos conflictos. Puedes estar teniendo una disputa con tu familia, amigos, colegas o incluso corporaciones. Ordinariamente, ambas partes son antagonistas, y al final del día, no se alcanza ningún compromiso. Este constante estado de conflicto te puede hacer emocionalmente vulnerable e impulsar la depresión. Por lo mismo, debes mantener la paz en tu vida. Esto no significa que debes dejar que todo mundo pase por encima de ti a su gusto. Te encontrarás en la necesidad de dar la cara a pesar de la probabilidad de conflicto -y, sin embargo, esta será la mejor decisión. Sin embargo, asegúrate de alejarte del conflicto cuando la situación lo permite.

• Pérdida

Otra causa de depresión es la pérdida. Como seres humanos, tendemos a aferrarnos a varias cosas o a las personas, y una vez que nos quitan estas cosas o personas, todo se va al infierno. Dependiendo del grado de apego, la pérdida de una propiedad o de un individuo, puede traer un dolor significativo a nuestras vidas, culminando en la depresión. ¿Esto significa que debemos dejar de aferrarnos a las cosas importantes o a las personas? ¡Por supuesto que no! Pero entonces, debes de desarrollar la fortaleza mental para resistir cualquier tipo de pérdida y no caer en los vicios para lidiar con ello. Estoy seguro de que has visto muchas personas que no se han recuperado después de perder a sus seres queridos. Quizá hayan caído en el alcohol u otras drogas para así adormecer el dolor.

- **Genética**

¿Sabías que la depresión podría deberse a tu genética? Los investigadores han encontrado evidencia de que algunas personas están genéticamente predispuestas a tener depresión. Así que, si estás combatiéndote con la depresión en el presente, y la tienes en tu ADN, hay una gran probabilidad de que tu herencia también tenga problemas de depresión. Cuando la depresión está genéticamente sembrada, se vuelve mucho más difícil superar esta condición. Pero aún entonces, no toda la esperanza está perdida, y hay ciertas cosas que puedes hacer para tener una vida satisfactoria y libre de los efectos adversos de la depresión.

- **Eventos mayores**

La persona promedio siempre está buscando dar el gran paso adelante, y cuando pasa, rápidamente lo mostrarán en sus redes sociales. ¿Pero sabías que los eventos significativos pueden traer represión? Ya sea tener un nuevo empleo, un incremento de salario, divorciarse o moverse a otro país, viene con la sensación de estar abrumado, lo cual ciertamente puede activar la depresión. ¿Esto significa que debemos dejar de avanzar en la vida? ¡Por supuesto que no! Pero debemos estar al tanto de que ciertos eventos en la vida pueden traer depresión, lo cual significa que debemos modificar nuestros recursos mentales para sobrellevar estos eventos significativos.

- **Problemas sociales**

Cuando escuchas a una persona decir que le gusta estar sola, no tomes su palabra. Nadie puede soportar el aislamiento absoluto. Incluso los introvertidos necesitan socializar de vez en cuando con otras personas para sentirse felices. Cuando alguien tiene dificultades para encajar en la sociedad, rápidamente pueden deprimirse. Esto es porque los seres humanos son animales sociales, y hay muchas necesidades que tan sólo pueden ser satisfechas en un contexto social. Algunas de las razones por las que la sociedad excluye a alguien, incluyen el realizar actos abominables y las enfermedades mentales.

- **Enfermedades graves**

La depresión puede surgir como resultado de una enfermedad mayor. Las enfermedades crónicas usualmente tienen efectos desagradables en la víctima. Por ejemplo, el asma provoca que uno sienta un dolor tremendo. Ahora imagina tener que lidiar con este dolor por meses o incluso años. Corrompe tu espíritu para luchar. Una vez que pierdes la esperanza de mejorar, llega la depresión. Gracias al cielo, vivimos en una era en donde la mayoría de las enfermedades pueden ser tratadas. Así que, no importa lo que estés padeciendo, descansa seguro de que hay una forma de manejar tu enfermedad o al menos de disminuir los síntomas.

- **Abuso de sustancias**

Cuando vez a alguien con drogadicción, ¿qué se te viene a la mente? ¿Probablemente piensas que la persona es hedonista? Pero eso es tan sólo parcialmente cierto. La verdadera causa detrás de su adicción son los sentimientos de vacío y la pérdida de la esperanza. Las personas recurren a las drogas para escapar la realidad. Pero, tristemente, ese sentimiento de euforia tan sólo se vive por un momento, lo cual crea la necesidad de incrementar la dosis. Después esto continúa en un ciclo negativo hasta que el adicto termina enterrado en la drogadicción. Así que, cada vez que no toman una dosis de su droga favorita, desarrollan depresión.

- **Nutrición pobre**

Otra causa de depresión es la nutrición pobre. Los investigadores han encontrado que hay una conexión entre lo que comemos y nuestra salud mental. Si tenemos una dieta pobre, nuestra salud mental será igual de pobre. Y si tenemos una gran dieta, nuestra salud mental también será excelente. Así que has un hábito del comer los nutrientes necesarios. Minimiza tu consumo de carne roja y de bebidas azucaradas. Incrementa tu consumo de frutas y vegetales.

CAPÍTULO 12

FACTORES DE RIESGO PARA LA DEPRESIÓN

La depresión no discrimina edad, raza o género. Afecta a todos. Sin embargo, hay algunos factores que hacen a una persona susceptible de desarrollar depresión. Estos son algunos de los factores que incrementan la probabilidad de deprimirse.

- **Bajo autoestima**

Cuando decimos que una persona tiene baja autoestima, nos referimos a que la percepción de sí misma es negativa en su mayor parte. Su imagen propia no es muy buena. Estas personas son buenos candidatos para la depresión. Una baja autoestima no sólo te deprime, sino que también quita toda la diversión de tu vida. La mayoría de las personas que tienen problemas de baja autoestima tienen tendencias de auto inhibición que los detienen de notar su verdadero potencial. Por ejemplo, uno puede tener un talento específico, pero no tienen el coraje de tomar la iniciativa y verse brillar. Terminar como otro triste caso de potencial perdido.

- **Desorden de personalidad**

Hay muchos factores que son responsables del éxito. Pero si podemos mencionar uno, ese tiene que ser la personalidad. Esto es porque el verdadero éxito ocurre en un contexto que involucra a muchas otras personas. Para conquistar a la gente, debes tener una personalidad agradable. Todos nacemos con una personalidad encantadora, pero en algún lugar del camino, se nos enseña a estar avergonzados de nosotros mismos, y esto crea varios desórdenes de personalidad que aleja a los demás de nosotros. Un trastorno de personalidad puede predisponerte a la depresión. La mayoría de las personas que tienen trastornos de personalidad son agudamente conscientes de ello, y siempre hay un conflicto interno ocurriendo, lo cual ultimadamente activa la depresión.

• **Dificultades financieras**

Uno de los peores retos a los que enfrentarse es el dinero. La mayoría de nuestras necesidades, y definitivamente los lujos, requieren dinero. ¿Qué pasa cuando no tienes dinero para satisfacer tus necesidades, sin mencionar tus deseos? Puede ser una experiencia desagradable. Las dificultades financieras no sólo hacen tu vida difícil, sino que también te predisponen a la depresión. Hay muchas personas que se han quitado la vida por no ser capaces de cubrir sus deudas. La miseria financiera es uno de los peores tipos de dolor que alguien se puede enfrentar.

• **Muerte de un ser querido**

Los seres humanos son animales sociales. Estamos formando relaciones. Nos sentimos seguros en relaciones con las personas que amamos, pero los seres humanos son mortales. Así que, ¿qué pasa cuando nos quitan a la persona que más amamos? Nos sentimos totalmente perdidos. Alguien que ha perdido a su ser querido está en considerable riesgo de desarrollar depresión. Pero entonces, tienes que recordar que la muerte es una ley natural, y no podemos desear que se vaya. La única opción que tenemos es el volvernos emocionalmente duros de forma que cuando se nos quite a un ser querido, no estemos consumidos por siempre en la pena, sino que tengamos el coraje necesario para seguir adelante.

- **Traumas de la infancia**

Alguien que fue abusado de niño probablemente está en mayor riesgo de desarrollar depresión en la adultez. Lo que ocurre con los traumas de la infancia, es que nunca serán resueltos. Cuando eres un niño, no tienes la mentalidad para tomar acción. Literalmente estás a la merced de tu atormentador. Pero entonces, un niño tiene la cognición de lo que les está pasando. Los niños tienen una profunda consciencia de ser heridos. Reprimen esas emociones hasta que son lo suficientemente adultos como para admitir ante sí mismos el que fueron abusados. El trauma infantil trae consigo bombas de sentimientos y rencor particularmente poderosas.

- **Alcoholismo**

Una cosa que debes de recordar del alcohol es que es un

depresor. Esto significa que cuando lo bebes, estás predisponiéndote a un estado de ánimo depresivo. No es extraño que la mayoría de los alcohólicos sufran de algún tipo de depresión. Cualquier momento en que estén sobrios, estarás deprimidos, así que deben emborracharse para olvidarse de sus problemas, pero tan sólo lo logran durante este periodo. Por ello, deben continuar ingiriéndolo para asegurar un estado de "felicidad", también conocido como aislamiento de la realidad.

• Falta de apoyo

Ningún ser humano está en una isla desierta. Cada persona necesita ayuda de los demás. Si una persona se ha decepcionado de nunca recibir ayuda de los demás, tienden a desesperarse, invitando a la depresión. El mejor ejemplo de que las personas se pueden desesperar fácilmente como resultado de la falta de ayuda, son las masas de desempleados. Ellos piensan que "el sistema" les ha fallado. Es por esto que tienden a desarrollar una mala actitud hacia cualquier representativo del sistema. Tan bien como está poner esperanza en las personas, tampoco hace daño el desarrollar autosuficiencia. No puedes ser genuinamente autosuficiente, pero aprender habilidades de supervivencia hará un mundo de bienestar cuando te fallan las personas con las que contabas.

• Excentricidad

Cuando hablo de individuos excéntricos, no me refiero realmente a las personas que desafían a la sociedad para hacer una declaración. Tan sólo son excéntricas porque tienen una agenda. Me refiero a esas personas que son excéntricas sin siquiera darse cuenta de ello. Para una persona así, se pueden sentir como si no fueran nativos del planeta Tierra, porque no hay nada que les emocione de los seres humanos. Hacen cosas de la manera opuesta, no porque estén buscando atención, sino porque les parece personalmente correcto. Naturalmente, la sociedad está en contra de estas personas, y puede causarles un enorme estrés emocional. Si eres una persona excéntrica, tienes que desarrollar el coraje para defender tus creencias, y no debes acobardarte para ser menos intimidante y hacer que las personas a tu alrededor se sientan cómodas.

• Desorden alimenticio

La comida juega un rol significativo en nuestras vidas. Esto es porque la comida nos alimenta. No se supone que debas tener demasiada comida, y de igual manera, no se supone que comas muy poco. Algunas personas con desórdenes alimenticios tienen a comer muy poco, y esto no sólo trae inconvenientes a sus procesos psicológicos, sino que también los predispone a la depresión. Algunas personas tienen la tendencia de comer cosas bajas en nutrientes. Obviamente, se están perjudicando a sí mismos. Asegúrate de tener hábitos alimenticios adecuados.

CAPÍTULO 13

EFECTOS NEGATIVOS DE LA DEPRESIÓN EN LA SALUD FÍSICA

Falta de sueño

Cuando estás deprimido, tu cerebro piensa que algo está totalmente mal, y por esa razón, trabaja de más buscando una solución. Este estado de alerta puede negarte el sueño. La mayoría de la gente deprimida tiende a estar en cama sin dormir ni una pisca. Puedes imaginar todos los efectos negativos que vendrán si esta condición se prolonga. La falta de sueño significa que uno no descansa. Se vuelve retador el tomar roles tradicionales. Y con la pérdida de productividad, puedes perder estatus, e incluso, ganancias potenciales.

• Dolores de cabeza

Algunos investigadores han apuntado que la depresión es únicamente la forma en que la mente comunica un mensaje importante. Pero este mensaje no siempre es obvio. Por ello, puede traer alguna inquietud mental. En casos severos, uno puede desarrollar migrañas. Cuando tienes dolor de cabeza, no puedes funcionar de manera normal. Los dolores de cabeza tienden a volvernos pensadores críticos más pobres, y nos quitan la capacidad de ser productivos. Si batallas con un dolor de cabeza por un largo tiempo, obviamente tu productividad se verá afectada. Algunas formas de dolores de cabeza son mortales.

• Dolor crónico

Cuando uno está deprimido, el cerebro cree que estás teniendo momentos difíciles, y como resultado, manda la mayoría de los recursos a los músculos. En algunos casos, puede causar dolor muscular. Por ello, las personas que tienen problemas de depresión tienden a batallar con dolor crónico. Por supuesto, se vuelve difícil ser productivo y disfrutar la vida cuando te enfrentas al dolor crónico. Así mismo, es un asunto caro. No sólo tienes que buscar ayuda para tu depresión, sino que también debes deshacerte del dolor crónico, lo cual puede llevarte a tener que comprar varios medicamentos.

- **Agotamiento**

Combatir la depresión no es un juego. Utiliza muchos recursos mentales. Alguien debatiéndose con la depresión puede quedarse todo el día en casa, y, al atardecer, estará exhausta de pensar demasiado. Cuando una persona está deprimida, es probable que esté sobre pensando algo, dedicando sus recursos mentales a pensar en cómo superar su problema. El cerebro usa todos los recursos al intentar hacer sentido del estado mental depresivo. Es por eso que ves perdiendo peso a la mayoría de las personas deprimidas.

- **Problemas estomacales**

Debido a la depresión el cerebro destina recursos excesivos a los músculos, para así ayudar al impulso de pelear o huir. Como resultado de asignar recursos de más a los músculos, otras partes esenciales son restringidas de energía, lo cual invariablemente afecta el funcionamiento de algunos sistemas del cuerpo. Uno de estos sistemas es el aparato digestivo. Cuando la mayoría de los recursos son destinados a los músculos, se vuelve complicado para los intestinos el digerir comida como si estuviera en circunstancias normales. Y después, como resultado, la víctima tiene problemas gastrointestinales como inflamación estomacal o indigestión.

- **Inflamación**

Cuando el cerebro coloca la mayoría de los recursos en los músculos, obviamente otros órganos y sistemas del cuerpo se quedan con poca energía para funcionar. El sistema inmune depende de las células del cuerpo para eliminar infecciones y protegerlo de agentes malignos. Considerando que estas células del cuerpo tienen un suministro de energía limitado, el sistema inmune está comprometido. Como resultado, comienzas a ver inflamación, lo cual es una clara señal de que el cuerpo está siendo atacado por agentes infecciosos no deseados. La inflamación, por sí misma, le da a la persona una apariencia poco saludable y disminuye su conveniencia. Ciertamente, una persona con la cara inflamada no es tan atractiva como una persona de rostro limpio. Y, no hay que mentir, la belleza convencional, en su corta extensión, se respalda enormemente de una piel limpia.

- **Pérdida del deseo sexual**

En tus días felices, hacer el amor es una segunda naturaleza. Una vez que miras a la persona hacia la que estás sexualmente atraído, la sangre comienza a correr por tus "herramientas secretas del intercambio". No hay nada de malo. Es increíble para los humanos el complacerse del sexo, ya que además de ser una fuente de diversión, también es un acto que nos mantiene alejados de la extinción de nuestra especie, ya que el sexo nos lleva a procrear. Pero cuando estás deprimido, tienes un deseo frágil o básicamente nulo de tener sexo. Como resultado de perder tu impulso sexual, puedes convertirte en un hombre o mujer enojón, lo cual no es un sitio deseable para estar.

- **Mala salud del corazón**

Considerando que la depresión te pone al borde y que la

mayoría de los recursos son mandados a los músculos para pelear o huir, el cerebro asume que hay un problema y el corazón se pone bajo gran tensión para bombear sangre a los músculos. Como resultado, el corazón late aceleradamente, lo cual te pone en riesgo de desarrollar enfermedades. Los efectos adversos de tener una enfermedad del corazón son tremendos. Las enfermedades del corazón no sólo te detienen de ser productivo, sino que también evitan que disfrutes la vida porque te alejan de la mayoría de las actividades que una vez disfrutaste, y si desafías estas restricciones, te encontrarás en riesgo de perder la vida.

CAPÍTULO 14

TÉCNICAS DE TCC PARA ELIMINAR LA DEPRESIÓN

Ejercicio emocional de la gráfica de pastel

Cuando se trata de superar la depresión, debes dominar tus pensamientos y emociones. La mayoría de las personas se devastan con la depresión porque no tienen conocimiento de lo que está pasando por sus mentes y la causa. Con este ejercicio de la gráfica de pastel, puedes ser capaz de identificar varios pensamientos y emociones que impulsan tu trastorno de depresión mayor, así como identificar sus fuentes. Consiste en literalmente dibujar una gráfica de pastel y enumerar múltiples razones a tus pensamientos y sentimientos. Por ejemplo, si te das cuenta que estás desarrollando una imagen negativa de tu persona y piensas que no vales la pena, puedes dar varias razones al por qué tienes esta línea de pensamiento, y, así, enlistar las causas. Este ejercicio te ayudará a entender tu máscara emocional.

- **Investiga tus pensamientos**

Cuando estamos deprimidos, básicamente estamos experimentando pensamientos y emociones negativas y desfavorables. El problema con la mayoría de las personas es que no se cuestionan la legitimidad de estos pensamientos y emociones. Por ejemplo, yo puedo decirme "Soy feo", y como resultado, comenzar a evitar a las personas en un esfuerzo de no ser visto porque estoy avergonzado de mí mismo. Pero, entonces, la pregunta es: ¿Realmente soy feo? Al investigar este pensamiento y llegando a la conclusión de que en realidad no soy feo, estaré en una buena posición para superar mi depresión. Esta es la manera perfecta de identificar pensamientos disfuncionales y desarrollar creencias positivas de uno mismo.

- **Evitar las noticias**

Tu practicante te puede prevenir de ver las noticias. La mayoría de las personas reportan que su confianza y niveles de autoestima se fueron a los cielos una vez que dejaron de ver las noticias. Si te has dado cuenta, la mayoría de los elementos noticieros son negativos, y no es coincidencia; todo está diseñado. Los ejecutivos de red están en el negocio de vender tiempo en el aire, y para atraer una gran audiencia, saben muy bien que la negatividad vende. En esta era del internet, todas las noticias importantes siempre te alcanzarán, así que no hay necesidad de mantenerse pegado a una caja escuchando todo el día noticias negativas. Hay tantas noticias positivas ocurriendo alrededor del mundo, y aunque incluso las redes sociales populares rara vez las elijan, existen sitios web que manejan comunicación positiva, y bien podrías subscribirte a estos portales de noticias y permitir que te ayuden.

- **Deja de hacer predicciones negativas**

Una de las maneras significativas en que las personas deprimidas se limitan de tener una vida positiva es haciendo predicciones negativas de sí mismos. Por ejemplo, si se espera que hagas un discurso el próximo domingo, te podrías decir "Voy a fracasar". Esto condiciona a tu subconsciente para el fracaso. Y cuando tomas el pódium, estarás más cerca de fracasar que de ganar. En lugar de hacer predicciones negativas de ti mismo, enséñate a realizar predicciones positivas y esto condicionará tu subconsciente para convertirte en un ganador.

- **Ignorar pensamientos**

Para superar la depresión, tienes que tener un buen entendimiento de tus pensamientos, y en extensión, de ti mismo. La depresión no respeta a ninguna persona. Puede atacarte mientras estés caminando en la faz de la Tierra. Puedes estar sentado en casa, tratando de ocuparte con una revista, cuando repentinamente un pensamiento discordante entra a tu mente, una chispa para deprimirte. ¿Qué haces con semejante pensamiento? ¡Ignóralo! Debes incrementar tu autoconsciencia de forma que llegues al punto en donde puedas ignorar a los pensamientos responsables de la depresión y que no reconozcas como propios.

- **Conoce tus debilidades**

La importancia de entender tus debilidades es que te prepara para tomar medidas contra la depresión. Si eres altamente consciente y no una víctima del autoengaño, puedes entender tus debilidades fácilmente. Digamos que eres introvertido. Puedes tener tiempos difíciles al mezclarte con otras personas. Pero, entonces, estás pensando en competir por un puesto electivo, y tendrás que interactuar con otras personas; ¿qué haces? Tan sólo admite que tu debilidad es charlar y comienza a trabajarlo en lugar de engañarte diciéndote que eres asombroso en ello, para después tan sólo dejarte en ridículo. Si eres honesto contigo mismo, encontrarás muchas personas dispuestas a ayudarte a superar tus retos y comenzar a vivir tu mejor vida.

- **Acéptate**

Otra técnica de la TCC para superar la depresión es, meramente, el aceptarte. Generalmente, los seres humanos nos ponemos en clases. Puedes estar alrededor ciertas personas que no te consideren uno de su clase. Así que, ¿qué hacer? ¡Acéptate -sin disculpas- por lo que eres! En la era moderna, han emergido nuevos sexos además de los tradicionales masculino y femenino. Son conocidos como transgéneros. Si has observado a estas personas, quizás hayas visto que personifican la idea de estar orgullosos de lo que son sin importar el mundo hostil en el que vivimos. Desarrolla la mentalidad de que está bien el no ser como todos los demás y no bajes la cabeza por vergüenza.

- **Identifica tus distorsiones cognitivas**

Las distorsiones cognitivas son el combustible de la mayoría de las enfermedades mentales. Las víctimas ven un mundo que no existe. Y esto causa que desarrollen creencias negativas de sí mismas. Para superar la depresión, necesitas aprender a darte cuenta y deshacerte de las distorsiones cognitivas. Algunas distorsiones cognitivas comunes incluyen catastrofizar, sobre generalizar, filtrar, pensar en blanco o nefro y leer la mente.

- **Desarrolla habilidades**

Las personas se deprimen como resultado de no tener varias habilidades vitales para ayudarlos a seguir adelante. Por ejemplo, si alguien se deprime respecto a su incapacidad de encajar en la sociedad, probablemente no tienen las habilidades sociales requeridas para formar relaciones con otras personas. Para superar este inconveniente, tienen que adquirir habilidades sociales, lo cual involucra aprender las bases y practicar muchas veces, y una vez que hayan perfeccionado cómo hablar con la gente, les será más sencillo encajar en la sociedad.

Parte IV

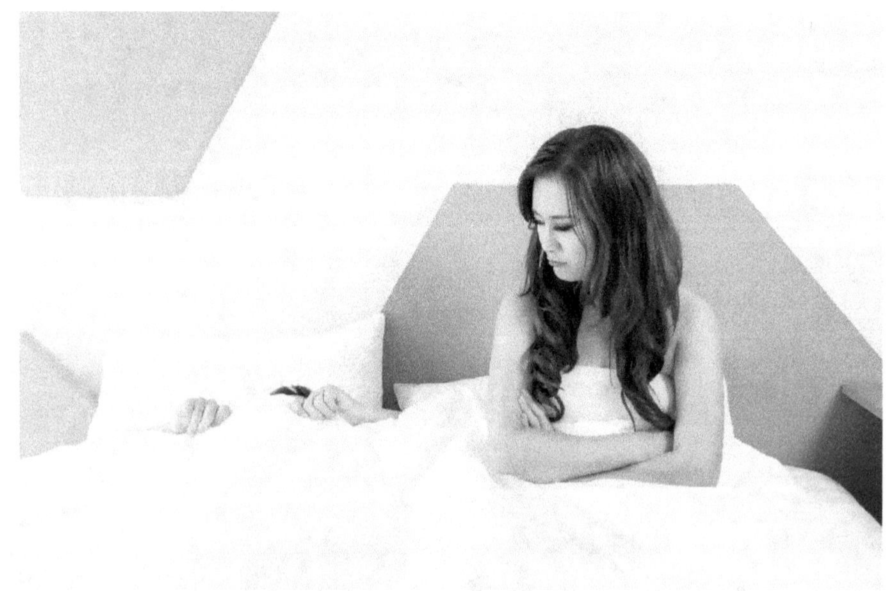

CAPÍTULO 15

ENTENDER EL INSOMNIO

El insomnio es un trastorno del sueño común que hace difícil que una persona se quede o mantenga dormida. Una persona con insomnio experimentará lo siguiente; dificultad para conciliar el sueño, despertarse a media noche o problemas para volver a dormir, despertarse muy temprano en la mañana, estar exhaustos al despertarse.

Hay dos tipos de insomnio: primario y secundario. El insomnio primario ocurre cuando una persona tiene dificultades con insomnio, pero no es resultado de problemas de salud. El insomnio secundario surge como resultado de tener problemas de salud, por ejemplo, artritis, VIH o cáncer.

Aproximadamente 6% de los americanos tienen insomnio

Si has estado teniendo dificultades para quedarte o mantenerte dormido, tan sólo date cuenta de que no estás solo. Las estadísticas demuestran que muchos de los americanos tienden a tener problemas con esta condición. De acuerdo a los institutos nacionales de salud, el 6% de los americanos batallan con el insomnio. Una de las principales desventajas es que afecta la productividad de una persona. Cuando te enfrentas a la incapacidad de quedarte o mantenerte dormido, tiendes a estar en un estado mental pasivo, lo opuesto a cuando has descansado bien durante la noche, porque te vuelve más activo.

Puede ser hereditario

Si tienes problemas de insomnio, mira detenidamente en tu familia para ver quién más se enfrenta a la misma condición. Los investigadores han encontrado fuerte evidencia que sugiere que el insomnio es heredado a través del árbol genealógico. Si estás genéticamente predispuesto a desarrollar esta condición, se vuelve bastante difícil el superarla. Sin embargo, hay cosas que puedes hacer para vencer este problema. El mismo estudio también encontró que los adolescentes que sufren de insomnio son más propensos a desarrollar enfermedades mentales como la ansiedad, depresión o trastorno de pánico.

Los animales también pueden tener insomnio

Si pensabas que el insomnio es reservado a los seres humanos, piensa de nuevo. Los investigadores han encontrado evidencia de que los animales también pueden desarrollar insomnio. Descubrieron que exhiben rasgos similares a los humanos con insomnio. Para los animales que padecían insomnio, era evidente que su calidad de vida es baja, y tienden a perder el equilibrio, aprender a un ritmo más lento que los animales bien ajustados y desarrollar más grasa que los animales con hábitos de sueño saludables. Los animales con insomnio claramente ponen en peligro sus vidas, lo cual no necesariamente sea el caso de los humanos.

El insomnio puede causar aumento de peso

La persona que tiene dificultades al dormir y se mantienen despiertas están en mayor riesgo de ganar peso que las personas con hábitos de sueño saludables. La explicación científica es que el insomnio puede tener un impacto negativo en la absorción de comida, y como resultado, más energía es convertida en grasa. Obviamente, ganar peso no es algo deseable. Toca un punto, y después te vuelves obeso. Ser obeso es dañino para tu salud y para tu valor social. Las personas con sobrepeso tienen dificultades por tener una imagen propia negativa, lo cual usualmente afecta su autoestima.

Los horarios de sueño impredecibles pueden causar insomnio

El insomnio puede surgir como resultado de tener horarios de sueño impredecibles. Quizás durante la semana has estado durmiendo a cierta hora. Después, cuando llega el fin de semana, comienzas a dormir mucho más tarde. Esta diferencia en el horario de sueño puede activar el insomnio. Si quieres mantener el insomnio a raya, asegúrate de siempre dormir a la misma hora. Cuando condicionas a tu cuerpo a dormir a cierta hora, se vuelve mucho más fácil el quedarse dormido. Pero si tienes un horario impredecible para tus noches, te encontrarás teniendo dificultades para conciliar el sueño.

Las pastillas para dormir no ayudarán

Por alguna razón, cuando una persona no puede dormir, corre a su químico favorito y compra pastillas para dormir de venta libre. Los estudios han demostrado que estas medicinas no son efectivas en inducir el sueño. Pero por alguna extraña razón, las personas no dejan de tomar estos medicamentos. El insomnio usualmente viene como resultado de hábitos pobres. Esto significa que antes de superar al insomnio, debes deshacerte de tus hábitos pobres. Por ejemplo, si tienes el hábito de beber café antes de dormir, tal vez debas dejar de hacerlo, o si duermes en un horario variable, tal vez quieras volverlo un poco más estable.

Más mujeres que hombres experimentan insomnio

Los investigadores han encontrado que más mujeres que hombres tienden a tener problemas de insomnio. Sin embargo, es influenciado por los cambios hormonales. 80%

de las mujeres embarazadas reportan tener hábitos de sueño pobres, siendo la pérdida de sueño el principal problema. Las mujeres que han llegado a la menopausia también experimentan insomnio, y los investigadores lo atribuyen a sus hormonas erráticas.

Puede causar la muerte

En raras circunstancias, un prolongado caso de insomnio puede causar la muerte. Los investigadores atribuyen esta condición a una proteína anormal que se desarrolla como resultado de una mutación genética. Esta proteína afecta las funciones del cerebro. Causa que la víctima pierda la memoria y pierda control sobre el movimiento de sus músculos. La víctima también desarrolla alucinaciones. Para una persona que padece de insomnio fatal, usualmente comienzan teniendo cerca de una hora de sueño cada noche, acompañada de pesadillas. Pero entonces llega cierto punto en que dejan de dormir del todo. Esta condición trae fatiga extrema, temblores corporales y dificultad al respirar. A la larga, el cuerpo de la víctima es incapaz de soportar todas estas condiciones desagradables y muere.

CAPÍTULO 16

SÍNTOMAS DEL INSOMNIO

S i has estado teniendo problemas de insomnio, estas son algunas de las cosas que experimentarás.

- **Dificultad para conciliar el sueño en la noche**

Puedes pasar todo el día ocupado, esperando que llegue la noche y toques las sábanas y te deslices en un sueño. Pero cuando te subes a la cama, no pasa nada. Puedes intentar hacer algo extra como leer un libro, esperando que atraiga al sueño, pero no es suficiente. Pasarás toda la noche dando vueltas, básicamente. Aparte de los músculos adoloridos, esta situación puede ejercer una gran presión sobre tu composición emocional. El sueño es algo increíblemente liberador, y ser incapaz de dormir te puede poner extremadamente incómodo.

- **Despertarse durante la noche**

Para algunas personas que logran dormir, no dura toda la noche. En cierto punto se despiertan. Obviamente, esto es una situación muy estresante.

- **Despertarse muy temprano**

La mayoría de las personas que tienen dificultades con el insomnio tienden a despertarse más temprano que cualquier otra persona. Esto es debido al hecho de que tienen poco sueño, y en la madrugada ya están despiertas.

- **Agotamiento después de dormir**

Debes pensar que después de dormir uno debe haber descansado suficiente; al menos eso es lo que pasa con las personas comunes. Puedes brincar en la cama cuando estás cansado, y despertarte sintiéndote renovado. Pero alguien batallando con insomnio tiende a despertarse sintiéndose exhausto.

• **Ansiedad**

La mayoría de las personas que batalla con el insomnio tiende a enfrentar también ansiedad. Así que, por la noche, tendrán problemas para dormir, y durante el día, estarán muy tensas, gracias a la ansiedad. En este sentido, el insomnio realmente puede hacer insoportable la vida de una persona.

• **Irritabilidad**

Para una persona que está teniendo poco o nada de sueño, no esperas que sea jubilosa. La mayor parte del tiempo será irritable. Esto significa que será difícil el relacionarse con ella. Puede parecer tensa y arrogante, pero el problema real es que no está teniendo suficiente sueño.

• **Cansancio durante el día**

Cuando miras a la mayoría de las personas que son productivas durante el día, puedes estar casi seguro de una cosa; tuvieron un buen descanso durante la noche. Alguien que ha tenido dificultades para dormir estará cansado durante el día. El cuerpo humano no es robótico, después de todo.

• Depresión

Nunca te toparás con una persona que diga cosas buenas sobre el insomnio. Cuando una persona es incapaz de tener suficiente sueño, usualmente lo lamenta. Conforme progresa el tiempo, puede evolucionar en depresión. No requiere esfuerzo el que una persona luchando con insomnio pierda las esperanzas respecto a la vida.

• Falta de concentración

Durante la noche cuando uno duerme, el cerebro se renueva. Esto le permite recibir información con facilidad al siguiente día. La concentración viene naturalmente. Sin embargo, cuando alguien no ha tenido suficiente sueño, primero, estará irritable, y después, no tendrá los suficientes recursos mentales para concentrarse. Esto obviamente afecta su ejecución.

• Aumento en los errores

Cuando alguien ha tenido una buena noche de descanso,

es probable que esté en su elemento al día siguiente, y esto usualmente minimiza o elimina las oportunidades de cometer errores. Pero cuando alguien no tiene suficiente sueño, estarán exhaustos al día siguiente, y esto evitará que se puedan concentrar, y, como resultado, la cuenta de errores será bastante alta.

- **Constantes preocupaciones respecto al sueño**

El mero hecho de que uno no puede dormir lo necesario es suficiente para preocuparse. Las personas que batallan con el insomnio tienen la tendencia de preocuparse excesivamente de su inhabilidad para quedarse dormidas. Esta preocupación constante usualmente tiene un efecto negativo en sus vidas.

CAPÍTULO 17

CAUSAS DEL INSOMNIO

El insomnio es una de las peores condiciones que un ser humano puede enfrentar, porque siendo honestos, nada le gana al éxtasis de una buena noche de sueño. Pero para superar tu insomnio, primero debes entender las causas. Estos son algunos de los factores que causan insomnio.

- **Estrés**

Muchas personas caminan aclamando que están

estresadas. El estrés puede venir de muchas cosas en las que estamos involucrados. Puede venir de nuestros trabajos, parientes o incluso amigos. Tener que lidiar con constantemente con estrés nos puede predisponer a padecer insomnio. Lo que usualmente pasa es que desarrollamos formas rígidas de pensar, y al estar ponderando cómo superar nuestras condiciones estresantes, nos limitamos de llevar una vida de calidad y productiva. Estar atrapado en tal condición puede incrementar las probabilidades de tener insomnio.

• **Viajar excesivamente y horarios de trabajo impredecibles**

Vivimos en una era en donde el mundo se ha reducido a una mera ciudad. Las personas están viajando sin parar por todo el mundo. ¿Pero sabías que el *jetlag* puede inducir insomnio? Esto no significa que no debes viajar del todo, pero tal vez quieras tomar descansos considerables no sólo para recuperarte, sino también para enfocarte en otras dimensiones de tu crecimiento. Incluso vivimos en un tiempo en donde las personas son extra ambiciosas. Ciertas personas tienen la tendencia de trabajar largos turnos, quemando su aceite nocturno para lograr sus objetivos de vida esenciales. No obstante, fallan en darse cuenta de que los turnos largos y tener horarios impredecibles de sueño trae al insomnio a sus vidas.

- **Malos hábitos del sueño**

Esto probablemente es la causa más significativa del insomnio. La mayoría de las personas tienen varios hábitos que los detienen de experimentar un sueño de calidad por la noche. El primer mal hábito que tienen las personas, es el de tomar bebidas estimulantes antes de dormir. La más común es el café. Cuando bebes café antes de dormir, obviamente tendrás una noche difícil, porque el café es un estimulante. Otro mal hábito es la tendencia a ver televisión o escuchar el radio. Ambas actividades estimulan la mente, y harán difícil que te quedes dormido.

- **Comer de más durante la noche**

Está bien tener una comida ligera, pero cuando desarrollas una tendencia a consumir mucha comida justo antes de dormir, te puede predisponer al insomnio. Cuando tienes el estómago pesado, probablemente te sentirás incómodo, y por esa razón, tener problemas significantes para quedarte dormido.

• Problemas de salud mental

Otra causa del insomnio relaciona a los problemas de salud mental. Cuando una persona está teniendo dificultades de salud mental como la ansiedad o TEPT, probablemente desarrollarán insomnio. Estar mentalmente enfermo no es un juego. Hace que te mantengas despierto, pensando cómo superar tu condición. La inestabilidad emocional no ayuda a la situación.

• Medicación

El problema de la medicación es que saca a brote varios efectos secundarios, y puede ser bastante difícil vivir con ellos. Algunas drogas tienen efectos secundarios que dificultan que el paciente obtenga algo de sueño. No obstante, si uno no está enganchado con estas drogas por un periodo prolongado, es más fácil esperar que pasen los efectos secundarios.

CAPÍTULO 18

FACTORES DE RIESGO PARA EL INSOMNIO

Edad avanzada

Una persona que tiene 50 años de edad es más propensa a desarrollar insomnio, al contrario de un adolescente. Pero, esto no significa que todas las personas adultas tienen problemas de falta de sueño. Es totalmente posible ser viejo y disfrutar un buen descanso cada noche. Sólo tienes que mantener buenos hábitos.

- **Enfermedades crónicas**

Las enfermedades crónicas tienen a permanecer por un largo periodo de tiempo. Una de las formas de enfermedad crónica más comunes es el cáncer. Cuando adquieres esta enfermedad, usualmente terminas tomando potentes medicamentos, lo cual puede tener severos efectos secundarios. Las enfermedades crónicas son uno de los factores que incrementan la probabilidad de una persona a desarrollar insomnio.

- **Medicación**

La mayoría de nosotros tiende a pensar que podemos automedicarnos. Por ejemplo, si sufrimos de una jaqueca, en lugar de visitar al doctor o compartir nuestro problema, corremos al químico más cercano y compramos algunos medicamentos. El problema de esta acción es que no tenemos ningún conocimiento especial de estas medicinas y nos pueden poner en riesgo de desarrollar insomnio.

- **Género**

Los investigadores han encontrado que las mujeres están

en mayor riesgo que los hombres de desarrollar insomnio. Las hormonas son uno de los principales factores para incrementar la probabilidad de que una mujer desarrolle insomnio. Los investigadores encontraron que las mujeres embarazadas o menopáusicas tienden a batallar más con la falta de sueño a causa de sus hormonas impredecibles.

- **Problemas psicológicos**

Una persona que tiene problemas psicológicos es más propensa a desarrollar insomnio, al contrario de una persona mentalmente bien ajustada. Los problemas psicológicos pueden surgir de un número de cosas, como el estatus social y las habilidades financieras. Alguien con una psicología débil es bastante propenso a desarrollar insomnio.

- **Estilo de vida**

Si alguien tiene la tendencia de beber alcohol hasta bien entrada la noche, probablemente desarrollará insomnio, al contrario de una persona que su estilo de vida es mucho más estándar, es decir, que no sale por la noche a beberse una cerveza. Pero, esto no significa que cada persona que bebe cerveza sufra de falta de sueño.

- **Turnos impredecibles**

Podemos tener un avance tecnológico significativo, pero no hemos llegado al punto en que no necesitamos que los seres humanos hagan el trabajo. La mayoría de las economías está transformándose en economías 24/7. Así que, si encuentras que algunas personas alternan entre el trabajo durante el día y trabajar toda la noche, están descarrilando su ritmo circadiano. Es importante tener un horario de trabajo consistente, para así ser capaz de dormir a la misma hora todos los días.

- *Jetlag*

No hay nada de malo en subirse a un avión y viajar por el mundo. Sin embargo, los investigadores han encontrado que el viajar excesivamente puede predisponerte a contraer insomnio. Esto no es para desanimar a nadie de viajar extensamente, tan sólo para llamar la atención a la naturaleza de lo que podrían enfrentarse.

- **Mal entorno para dormir**

Imagina que tienes que dormir en una cama árabe tamaño

king-size. Te sentirás bastante bien, y te quedarás dormido mucho más rápido de lo imaginado. Pero entonces, también imagina que debes dormir en el suelo sobre un colchón infestado de insectos. Será extremadamente dormir en tales condiciones.

CAPÍTULO 19

EFECTOS NEGATIVOS DEL INSOMNIO EN LA SALUD FÍSICA

Dolor

Uno de los efectos del insomnio es tener el cuerpo adolorido. Cuando dormimos, el cuerpo entra en una regeneración celular. Se deshace des las células débiles. Esto le permite a la persona estar saludable y fresca. Pero una persona que no duerme, obviamente no se beneficiará de esto. Por ello tienden a batallar con dolor en varias partes del cuerpo.

- **Jaqueca**

Si pasas varios días sin dormir, indudablemente tendrás jaqueca. Un ser humano no está diseñado para no dormir. Durante la noche, el cerebro se refresca, lo cual significa que elimina las emociones no deseadas. Es por ello que siempre que alguien se despierta, se siente renovada. Cuando no duermes, te encontrarás enfrentándote a una jaqueca.

- **Habla mal articulada**

¿Alguna vez te has topado con alguien que ha bebido mucho alcohol? Su discurso usualmente está mal articulado. Esto no es diferente de alguien que está privado del sueño. Experimentan dificultades en formar una oración coherente. Y puede ser bastante difícil para ellos el pensar en lo que están diciendo.

- **Equilibrio débil**

Otro efecto negativo del insomnio en la salud física, es tener poco equilibrio. La mayoría de las personas que están teniendo dificultades con el insomnio tienden a tener problemas para caminar firmemente o incluso tomar una posición de poder. Esto es porque se compromete la parte del cerebro responsable del equilibrio.

• **Mala visión**

Alguien que tiene una buena noche de sueño no tendrá problema con sus ojos. Esto es porque están en un nuevo estado mental. Pero alguien que se priva profundamente le pesarán los párpados, y tendrán muchas dificultades para ver lo que ocurre a su alrededor.

• **Pérdida de la inteligencia**

Los investigadores han confirmado que el cerebro está más activo durante la noche que durante el día. Se ocupa de crear nuevas células, incrementando la inteligencia de uno. Pero cuando una persona va por los días sin dormir, su cerebro se debilita, y ultimadamente los vuelve más tontos.

• **Acelera el envejecimiento**

No es como que haya algo malo con envejecer, pero no quieres hacerlo más rápido de lo usual. Las personas que reciben el sueño adecuado tienden a envejecer a un ritmo normal. En algunos casos, es creído que la calidad del sueño puede desacelerar el envejecimiento. Así que, cuando pasas días sin una pisca de sueño, tan sólo están pidiendo lucir más viejo de lo que realmente eres.

- **Mata el deseo sexual**

Otro problema con la deprivación del sueño es que elimina el deseo de tener actividad sexual con otras personas. Ahora, esto es un problema significativo. Una persona saludable debe tener suficiente lívido, porque el querer tener sexo en bastante natural. Sin embargo, el insomnio tiende a quitar este deseo.

- **Incrementa tu probabilidad de desarrollar otras condiciones de salud**

El insomnio no sólo te deja sintiéndote cansado, sino que puede incrementar el riesgo de desarrollar otras enfermedades mentales. Los investigadores han encontrado que la mayoría de las personas que tienen insomnio tienden a batallar con otras enfermedades a la par. Algunas de estas enfermedades incluyen infartos cardíacos, diabetes y enfermedades cardiovasculares.

- **Memoria débil**

Las personas acostumbradas a tener un sueño adecuado, tienden a tener una memoria relativamente estable. Esto es porque el cerebro desarrolla más células durante la noche. Las personas que tienen sufren de deprivación del sueño tienen dificultades para recordar cosas. Tener una memoria pobre puede ser bastante inconveniente.

- **Te puede volver obeso**

Los investigadores han encontrado una conexión entre la falta de sueño y el incremento en el apetito. Así que, si tienes una tendencia a ir por los días sin dormir, puedes encontrarte comiendo mucho más de lo usual. A la larga, esto terminará acumulando peso hasta que te vuelvas obeso.

CAPÍTULO 20

TÉCNICAS DE TCC PARA ELIMINAR EL INSOMNIO

Por alguna razón, la mayoría de las personas parecen intentar tratar su deprivación del sueño tomando pastillas. Se ha observado por mucho tiempo que estas pastillas no ayudan. Pero esto no significa que no hay otras formas de tratar la deprivación del sueño. Una de las mejores formas de superar el insomnio es a través de la Terapia Cognitiva Conductual. Las siguientes son algunas de las técnicas de la TCC para ayudarte a superar el insomnio.

- **Terapia para el control de estímulos**

Esta técnica trata de eliminar los factores que programan a tu mente para resistirse a sueño. Un practicante te pedirá establecer una hora fija para dormir y despertarte, así como evitar el tomar siestas durante el día. Esta técnica requiere que uses tu cama tan sólo para dormir. Si te subes a tu cama y, por alguna razón, el sueño no llega, debes ir a otra habitación y tan sólo volver cuando te sientas adormecido.

- **Evitar el alcohol**

Si tienes una tendencia a beber alcohol hasta entrada la noche, te encontrarás batallando con problemas para dormir. El alcohol tiende a influir en el sistema nervioso, haciendo que sea difícil el quedarse dormido. Esta técnica busca mantenerte alejado del alcohol para que así puedas estar sobrio al irte a la cama.

- **Evitar la cafeína**

Así como el alcohol, la cafeína es igual de mala. Las personas que toman cafeína unas horas antes de irse a dormir experimentarán dificultades para conciliar el sueño. El practicante te podrá pedir que te mantengas alejado del café unas horas antes de dormir. Esto significa que no serás estimulado, y el sueño vendrá a ti mucho más naturalmente.

- **Mejorar tu higiene**

En algunas circunstancias, la deprivación del sueño puede estar ligada a una mala higiene. ¿Puedes imaginar dormir en una cama llena de tierra e infectada de insectos? Cualquiera tendría problemas para cerrar los ojos. Si limpias tu cuarto y usas nuevas sábanas y colchón se volverá mucho más fácil conciliar el sueño.

- **Mejorar el entorno**

Otra forma de luchar contra la deprivación del sueño es hacer mejorar tu entorno personal para dormir. Esto significa que tan sólo debes mantener las cosas necesarias en tu cuarto y deshacerte de lo innecesario. Puede no ser sencillo porque quizás hayas desarrollado cierto apego a varias cosas, pero al menos la televisión y el radio se deben ir.

- **Relajación**

Esta técnica busca que la persona se sienta más relajada. Obviamente no te dormirás si te sientes tenso todo el tiempo. Relajarse ayuda a quedarse dormido mucho más rápido. Esta técnica involucra cosas como la meditación, imaginación y ejercicios de respiración profunda.

- **Intención paradójica**

En esta técnica, el paciente tiene que luchar contra el miedo a no ser capaz de dormir. Usualmente, lo que pasa con las personas que tienen insomnio, es que se acuestan en la cama y comienzan a preocuparse de no poder dormir. Esta técnica está diseñada para hacer que la persona resista esta preocupación.

- **Bio-retroalimentación**

Esta técnica busca mirar tu ritmo cardiaco y tensión muscular para enseñarte cómo ajustarlos. Tu profesional de salud mental te dará un dispositivo para tomar varios métricos. Esto te ayudará a entender cómo tu cuerpo está respondiendo al entorno.

Parte V

ALARM
LATE
STRESS
SCHEDULE
DELAY
BUSY
TIME MANAGEMENT
RUSH
OVERTIME

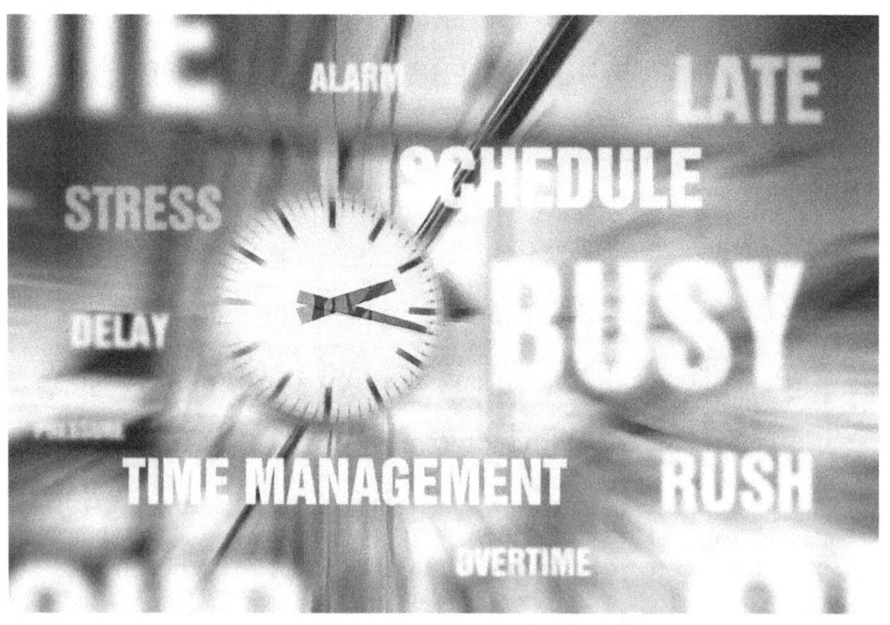

CAPÍTULO 21

ENTENDER EL ESTRÉS

El estrés es básicamente la forma en que reacciona el cuerpo ante cambios que requieren que hagas un ajuste. Es una acción de autopreservación que busca protegerte de escenarios potencialmente peligrosos. El estrés es una cosa bastante regular. Puede emanar de casi cualquier lugar.

Todos son afectados por el estrés

El rey del mundo y los más pobres tienen algo en común;

todos se estresan. Pero, la forma en que reaccionas a este estrés, hace la diferencia. Una respuesta inadecuada puede predisponerte a padecer enfermedades físicas y mentales. Por el otro lado, el estrés puede ser el catalizador que te vuelva sumamente productivo.

No todo el estrés es malo

Lo gracioso del subconsciente es que lee el entorno antes de que pensemos conscientemente en lo que está pasando. Por ejemplo, si estás en una situación potencialmente peligrosa, te sentirás estresado, y como resultado, el cerebro alimentará tus músculos con recursos necesarios para pelear o huir. Es por eso que escuchas a la gente decir que no saben cómo ganaron tanta velocidad cuando estaban escapando del peligro.

Es estrés a largo plazo puede ser peligroso

Aun cuando estamos diciendo que no todo el estrés es malo, si experimentas estrés a largo plazo, puede tener un impacto negativo en tu salud. El estrés crónico usualmente suprime al sistema inmune, sistema digestivo y sistema reproductivo. Así que, si has estado sufriendo de estrés de largo plazo, debes incrementar tu compromiso para eliminarlo antes de que te haga daño.

El estrés puede ser manejado

Justo porque estás estresado, no significa que no tienes esperanza. Hay varias cosas que puedes hacer para manejar el estrés. Lo más importante es tener autoconsciencia para entender lo que está impulsando tu estrés. Cuando conoces claramente el origen del estrés, se vuelve mucho más fácil el superarlo. Algunas de las formas sencillas de manejar el estrés incluyen hablar con tus amigos, ejercitarse, relajación y establecer metas personales.

Está bien buscar la ayuda de un profesional

La mayoría del tiempo, las personas que están estresadas tienden a mantenerlo para sí mismas. Imaginan que el estrés es algo de lo que estar avergonzado. Pero esa es la mentalidad incorrecta. Está totalmente bien salir en busca de ayuda profesional. De hecho, es mucho más beneficioso buscar el consejo de un profesional al instante que te sientes estresado. Los expertos de salud mental te ayudarán a superar el estrés.

Una mala actitud empeora el estrés

Si tienes una actitud pobre, estás listo para tener un camino difícil. La mayoría tiene razones para estar estresado. Pero la verdadera prueba está en la actitud que mantienes al manejar tu estrés. Por ejemplo, si decides desquitarte con personas inocentes, tan sólo te estás incomodando y poniendo tu reputación en la línea. La vida no siempre es rosa. Pero a través de la inteligencia emocional, podemos lograr evitar caer víctimas del estrés.

El estrés excesivo puede acelerar el proceso de envejecimiento

Debes haber escuchado que, si quieres mantenerte joven, debes evitar estresarte a toda costa. Hay mucha verdad en esta declaración. La mayoría de las personas que sufren de estrés son buenos en reprimirlo. Por esta razón, sus mentes siempre están aceleradas, lo cual les provoca una imagen cansada, y, por lo tanto, acelera su proceso de envejecimiento.

Los vicios no son de ayuda

Algunas personas tienden a reaccionar al estrés recayendo

en los vicios o desarrollando adicciones. Fumar es una de las formas más comunes de adicción que adquiere la gente como resultado del estrés. Algunas personas piensan que el fumar mantendrá el estrés a raya. Aunque el fumar te puede hacer sentir increíble por un momento, no vale la pena considerando los efectos negativos a largo plazo, ya que éstos realmente pueden empeorar el estrés. Otras personas optan por adicciones como el sexo, las fiestas o los videojuegos. Todo esto es un intento de alejarse de la realidad, lo cual no tiene sentido.

CAPÍTULO 22

SÍNTOMAS DEL ESTRÉS

Los siguientes son síntomas comunes de básicamente toda persona estresada puede experimentar.

- **Agitación**

Alguien que está experimentado estrés siempre se verá agitado. Esto es especialmente cierto si no han dominado sus emociones. Estar agitado todo el tiempo puede provocar que las personas se alejen de ti. Esto explica parcialmente por qué las personas estresadas tienden a estar solas.

• Estar abrumado

Cuando una persona está experimentando estrés, sienten como si su vida estuviera saliéndose de control. Tienden a tener problemas con sentirse abrumados. Y, de hecho, esto disminuye su productividad. Cuando una persona está abrumada por mucho tiempo, pueden sentirse desorientados respecto a la vida.

• Dificultad para relajarse

Una persona estresada rara vez puede relajarse. Tienden a tener demasiadas preocupaciones. Como resultado de estas preocupaciones, se vuelve difícil para ellos el tener una vida satisfactoria. Estar relajado se trata de alcanzar un buen estado mental a pesar de las circunstancias. La mayoría de las personas estresadas no pueden darse el lujo de estar relajadas, porque siempre imaginan que lo peor va a ocurrir.

• Bajo autoestima

La mayoría de las personas estresadas tienen problemas

con sentimientos de baja autoestima. Pueden desarrollar imágenes propias negativas. Y esto causa que desarrollen hábitos auto inhibidores. Pueden ser sumamente talentosas, pero hablar mal de sí mismas, y eso los desanima de tomar acción y volverse brillantes. Una abaja autoestima virtualmente se inmiscuye en cualquier área de tu vida.

- **Evitar a otras personas**

Alguien que está luchando contra el estrés puede pensar que algo está mal con ellos. Pueden creer que los escenarios estresantes tan sólo ocurren en su vida porque así lo merecen. Pero si supieran más, entenderían que estar estresado le ocurre a cualquiera. De esta forma, esta percepción imperfecta les provoca evitar a otros seres humanos, lo cual es triste, considerando que nadie puede existir sin contar con otros seres humanos.

- **Bajos niveles de energía**

Lo primero que notas en una persona estresada es que su productividad se ve afectada. El estrés parece tener un efecto desacelerador en los funcionamientos del trabajo. Virtualmente mantiene al cerebro captivo. Como resultado, la víctima canaliza todos sus recursos a resolver su estrés, lo cual los deja sin energía.

• Latidos del corazón acelerados

Algunas personas, cuando están lidiando con el estrés, experimentan un incremento en los latidos del corazón. Debes entender que el cerebro interpreta el estrés como que una persona está en peligro. Por ello, el cuerpo reacciona dotando de nutrientes a los músculos para ayudar a la respuesta de pelear o huir. Para que esto ocurre, el corazón tiende a trabajar de más, resultando en latidos acelerados.

• Apretar la mandíbula y rechinar los dientes

Esto usualmente pasa cuando una persona no sólo está estresada, sino también enojada al respecto. Digamos que eres padre. Un día vas a recoger a tu hijo a la escuela, excepto que encuentras que tu hijo no está ahí. Es probable que no sólo te estreses, sino que también te enojes. En esta situación, puedes comenzar a apretar la mandíbula y rechinar los dientes.

• Preocupación constante

Alguien con problemas de estrés siempre estará viendo lo que puede pasar o no. Regresando al ejemplo anterior, si te das cuenta que tu hijo no está en la escuela, puedes comenzar a preocuparte de lo que le ha pasado. Pero preocuparse constantemente no ayuda. De hecho, empeora las cosas.

• Desorganización y olvidar las cosas

Cuando una persona está estresada, su memoria se ve afectada. Esto es usualmente por sus pensamientos acelerados. Una persona así se encontrará pensando en sus condiciones estresantes desde diversas dimensiones. Esto puede tener un impacto en su habilidad de recordar las cosas. Las personas estresadas tienden a ser más desorganizadas. La mayor parte del tiempo, están principalmente preocupadas de superar su estrés, y el resto de las cosas se vuelven secundarias.

• Falta de concentración

Una persona estresada tendrá dificultades para concentrarse en una tarea. Su mente está preocupada con sus condiciones estresantes, dejándolos sin recursos mentales para canalizar a lo que están haciendo. Las personas más estresadas tienen problemas con pensamientos acelerados que evitan que se concentren en lo que están haciendo.

- **Falta de criterio**

Esto no ocurre por un retraso mental, sino meramente porque no están prestando suficiente atención. La mayoría de las personas estresadas ya tienen demasiado en mente. Así que pueden abrumarse cuando se trata de tomar nuevas decisiones, especialmente si requieren de mucho pensamiento crítico.

CAPÍTULO 23

CAUSAS DE ESTRÉS

Estos son algunos de los factores que pueden causarle a uno el desarrollar estrés.

- **Pérdida de un ser querido**

Los seres humanos son seres sociales. Mucha de nuestra felicidad está atada a nuestras relaciones excelentes con otras personas. Si eres cercano a alguien, puedes ganar apego con esa persona. Si embargo, cuando la pierdes, podrías ser incapaz de superar el dolor y en consecuencia estresarte por ello.

• Divorcio

Tanto como necesitamos de otros seres humanos para ser felices, estas relaciones no siempre tienen un final feliz. Ningún matrimonio está a salvo de la idea del divorcio, no importa cuánto tiempo hayan estado juntos. Pero una cosa es cierta; el divorcio quiebra a las parejas emocionalmente. Así que, si estás experimentando un divorcio, puedes estar estresado, lo cual es razonable.

• Dificultades financieras

Algunas personas dicen que el dinero no es lo único que importa. La mayoría de las cosas en la vida pueden no estar funcionando, pero mientras tengas dinero, puedes disfrutar de las comodidades que tiene el mundo para ofrecer. Una persona sufriendo de dificultades financieras, no tienen los medios necesarios para adquirir lo que desean, y esto puede traerles mucha aflicción.

• Casarse

Puedes pensar que una vez que alguien ha conseguido su

pareja de vida, comenzará a cantar y bailar al respecto. Pero la realidad es que esto es un evento abrumador. Casarse es, básicamente, seleccionar a alguien con quien crecer. Conociendo la naturaleza de los seres humanos, siempre nos trae dudas. Por ello, uno podría estresarse al tomar la decisión.

• Mudarse

Otra cosa que tiende a provocar estrés es mudarse. Si hay una propiedad de los seres humanos, es el aferrarse a sus casas. Es por esto que las personas piensan detenidamente su decisión antes de comprar una casa. Parece que el análisis nunca termina. Cuando alguien se muda, pueden experimentar pensamientos acelerados, quizás preguntándose si han tomado la decisión correcta, lo cual les puede causar un estrés tremendo.

• Enfermedades crónicas

Cuando alguien está sufriendo de enfermedades crónicas, casi siempre experimentan dolor. Ya sea en forma de jaqueca, dolor de pecho o dolor de articulaciones, ninguno de estos es deseable. Las enfermedades crónicas también hacen que la víctima se sienta mal. Todos estos efectos adversos se acumulan para hacer que la persona esté estresada.

• Depresión

Una persona deprimida, virtualmente ha perdido toda la esperanza. Piensa en una mujer hermosa que está buscando entrar a la industria del modelaje. Han tenido que pasar muchas pruebas. El rechazo es doloroso. Pero mientras ella piense que tiene una oportunidad de ganar el contrato, siempre se sentirá bien consigo misma. Pero cuando pierde la esperanza, indudablemente sufrirá de depresión, y uno de los principales síntomas de la depresión es el estrés.

• Cuidar de ancianos o niños

El ser humano promedio tiene una fuerza destructiva que puede ser difícil de dominar. Piensa en los niños. Están llenos de energía e ideas. Siempre están pensando en nuevas formas de causar problemas. No es muy diferente para los ancianos. Si te dan la tarea de cuidar a personas vulnerables, fácilmente te puedes estresar, especialmente porque no puedes razonar con ellas.

- **Eventos traumáticos**

Digamos que un día estas manejando por la carretera. De repente, un auto se sale del carril y se estrella contra ti. Pero por una racha se suerte, sobrevives. El revivir la experiencia traumática puede ser suficiente para causarte estrés. Te puedes encontrar recordando el trauma y experimentando *flashbacks* y visiones, y ninguna de estas experiencias es agradable.

- **Estrés relacionado al trabajo**

Nuestro trabajo juega in rol significativo en nuestras vidas, ya que es de donde obtenemos nuestros ingresos, y más importante aún, es en donde pasamos la mayoría de nuestras horas productivas. Sin embargo, el espacio laboral puede ser una fuente de tremendo estrés, especialmente considerando el hecho de que la mayoría de las personas no aman sus trabajos. Algunas de las cosas en tu trabajo que pueden inducir estrés incluyen; estar insatisfecho con tu trabajo, tener un jefe hostil, tener muchas responsabilidades, trabajar turnos largos, trabajar en condiciones pobres, lidiar con colegas hostiles y negativos y lidiar con discriminación.

CAPÍTULO 24

FACTORES DE RIESGO PARA EL ESTRÉS

Edad

Es cierto que el estrés nos llega a todos. Pero los jóvenes y los adultos no se estresan de la misma manera. Si miras atentamente, te darás cuenta que entre seas de una edad más avanzada, serás más propenso a estresarte. Como una persona adulta, has pasado muchas cosas y actividades que se han trasformado en fuentes de estrés. Pero a pesar de que un niño también puede estresarse, no tienen mucha experiencia de vida. En otras palabras, no tienen oportunidad de estresarse tanto como los adultos.

- **Abuso de sustancias**

Si tienes una tendencia a abusar de las drogas, estás en mucho más riesgo que una persona sobria de desarrollar estrés. El abuso de sustancias te vuelve un esclavo. El momento en que no puedas tomar tu dosis, se hará profundamente problemático para tu funcionamiento. Es por eso que las personas adictas a las drogas incluso tienden a temblar cuando no toman sus dosis.

- **Bajo autoestima**

Cuando tienes una baja autoestima, significa que no piensas bien de ti mismo. Significa que otras personas te traten a su gusto. Las personas con bajo autoestima son más propensas a estresarse que las personas que son seguras de sí mismas. Esto es debido a que hay un roce entre lo que quieren y la forma en la que actúan. Las personas con bajo autoestima tienen dificultades diciendo "no" a los demás, y esto causa que los demás tomen ventaja de ellas. A la larga, les provoca experimentar más estrés.

• Personalidad

¿Sabías que tu personalidad puede predisponerte al estrés? Digamos que eres introvertido, pero trabajas alrededor de extrovertidos. Quizá quieres ser amigable y nunca les dices que odias estar rodeado de parloteo. Hasta donde te concierne, lo encuentras difícil, porque tu personalidad no rima con la personalidad de los demás. Esto puede estresarte.

• Entorno

Es probable que sea mentalmente estable alguien que se queda en un área tranquila y elegante con padres cariñosos, al contrario de alguien que vive en una parte caótica de la ciudad en donde el conflicto está a la orden de día. El entorno en el que vives juega un rol importante en tu maquillaje emocional. Si estás rodeado de revoltosos, hay una gran probabilidad de también volverse uno.

CAPÍTULO 25

EFECTOS NEGATIVOS DEL ESTRÉS EN LA SALUD FÍSICA

Jaqueca

Uno de los efectos más comunes que experimentan las personas estresadas es la jaqueca. Cuando alguien está estresado, sus pensamientos tienden a acelerarse, pero nunca parecen llegar a una solución. Esta decepción puede activar una jaqueca. Revivamos el ejemplo en el que ibas a la escuela a recoger a tu hijo tan sólo para descubrir que no está ahí. Comienzas a preguntarte en dónde podría estar. Pero no llegas a una respuesta obvia. En ese punto, comienzas a experimentar jaqueca porque no sabes qué hacer después.

• Dolor muscular

Cuando estás estresado, tu cerebro reacciona activando tu respuesta de pelear o huir. Hace esto mandando muchos recursos del cuerpo a los músculos para incrementar las oportunidades de supervivencia. Pero esta respuesta puede dejar a los músculos adoloridos. Por supuesto, el dolor es bastante inconveniente. Con músculos adoloridos, definitivamente encontrarás difícil el hacer cosas normales, y quizá quieras pasar más tiempo en cama, lo cual obviamente afecta tu productividad, y, en extensión, el que ganes más potencial.

• Dolor en el pecho

Cuando uno está experimentando estrés, el cerebro manda muchos recursos a los músculos. En este sentido, corazón está igual de involucrado, porque es el órgano que bombea la sangre. En primer lugar, los latidos del corazón incrementan, y después uno puede encontrarse experimentando dolor del pecho.

- **Fatiga**

Estar estresado tiene un gran costo emocional. Sus mentes tienden a reaccionar de más. Siempre están pensado en maneras de superar sus condiciones estresantes. Este constante problema para superar el estrés gasta sus reservas de energía y terminan sintiéndose exhaustos.

- **Problemas para dormir**

Cuando estás estresado, no puedes relajarte lo suficiente para conciliar el sueño. Pasas la mayor parte del del día preguntándote cómo desestresarte. Y cuando llega la noche, tu mente hiperactiva dificulta el que duermas. Si logras quedarte dormido, esencialmente es un sueño intranquilo.

CAPÍTULO 26

TÉCNICAS DE TCC PARA ELIMINAR EL ESTRÉS

La Terapia Cognitiva Conductual puede ser usada tanto en la terapia como en el contexto de la ida diaria. De cualquier manera, es una ganancia. Las siguientes técnicas son diseñadas para ayudarte a superar el estrés.

- **Tener un diario**

Esta técnica puede parecer simple, pero realmente es muy útil. Se trata de escribir tus experiencias, emociones y pensamientos. Cuando sea que te encuentres teniendo problemas de estrés, toma un diario ordinario para anotar varias cosas acerca de tu condición. Escribir tus pensamientos no sólo te ayuda a calmarte, sino que también te da una nueva perspectiva. Si has estado estresado por la mayor parte del día, toma tu diario y escribe las razones de tu estrés. Quizás fue tu jefe o tus colegas. Escribe cómo te has sentido al respecto. Y si tienes alguna solución, también anótala.

- **Desentrañar tus percepciones defectuosas**

Algunas veces nos estresamos innecesariamente. Usualmente esto ocurre como resultado de creer algo que no es cierto. Asumamos que estás buscando un trabajo, y una de tus creencias es que eres estúpido. Cada carta de rechazo que recibas cimentará esta creencia errónea. Si vas por la vida creyendo que eres tonto, desarrollarás tendencias auto inhibidoras, y tendrás tiempos difíciles en lograr tus metas.

- **Exponerte a tus miedos**

Un hecho de los seres humanos, es que no limitante respecto a qué tan poderosos podemos ser. Literalmente, eres tan poderoso como lo desees. Si eres introvertido, puedes aprender a estar alrededor de extrovertidos, siempre y cuando pongas el esfuerzo. Aprende a superar tu estrés al ponerte en situaciones retadoras.

• Relajación muscular progresiva

Esta técnica busca hacerte sentir más relajado. Involucra relajar un grupo de músculos a la vez hasta que todo tu cuerpo tenga un estado de relajación. Si no eres habilidoso en esto, hay muchos recursos para ayudarte, especialmente YouTube. Cuando sea que te sientas estresado, busca un sitio tranquilo, pon un poco de música y comienza a relajar tus músculos.

• Respiraciones profundas

¿Sabías que puedes superar el estrés respirando profundamente? Cuando tomas una honda respiración, inyectas más oxígeno a tu cuerpo. Y con más oxígeno, tu cerebro tiene más combustible, lo cual ayuda a formular una solución. Así que, cuando sea que te estreses, detén lo que sea que estés haciendo y comienza a respirar profundamente. Te llevará a un sentimiento de relajación libre de estrés.

CAPÍTULO 27

CÓMO LA TERAPIA COGNITIVA CONDUCTUAL AYUDA A TRATAR EL TRASTORNO DE ESTRÉS POSTRAUMÁTICO

El Trastorno de Estrés Postraumático (TEPT) es una enfermedad mental desencadenada por una experiencia desagradable. La experiencia hace que tengas *flashbacks* y pesadillas mientras revives el terrible suceso, causando TEPT.

La mayoría de las personas que experimentan eventos traumáticos usualmente tienes dificultades para ajustarse y seguir con sus vidas, pero eventualmente logran adaptarse y siguen adelante. Pero si una las ansiedades debilitadoras y *flashbacks* continúan por meses o años, ciertamente tienen la condición conocida como Trastorno de Estrés Postraumático (TEPT).)

Síntomas del TEPT

Los síntomas del Trastorno de Estrés Postraumático pueden aparecer tan pronto como un mes después del evento traumático, y, en otros casos, los síntomas pueden esperar años. El Trastorno de Estrés Postraumático obstaculiza el que tengas una vida normal y causa problemas significativos, especialmente en tu vida social, laboral y relaciones. Las siguientes son cuatro categorías de síntomas del TEPT:

- Recuerdos intrusivos
- Esquivar
- Cambios negativos en los pensamientos
- Alteración en las reacciones físicas y emocionales

Recuerdos intrusivos

Si te hubieras recuperado de un evento traumático, tu mente no regresaría a revivir la horrible experiencia. Sin embargo, el cerebro de alguien con TEPT intenta que vuelvan a vivir el suceso de numerosas maneras. La persona afectada comienza a experimentar *flashbacks* vívidos, los cuales obviamente arruinan su estabilidad mental. También pueden comenzar a experimentar pesadillas frecuentemente, las cuales están relacionadas al horrible evento. Adicionalmente, la persona experimenta un severo estrés cuando intenta realizar actividades que están asociadas al evento. Por ejemplo, si una mujer joven fue violada por la noche, podría estresarse demasiado cada vez que pase por el lugar exacto en donde la violaron, recordando los escalofriantes detalles.

Esquivar

Es la naturaleza humana el querer evitar confrontar las cosas que nos han traumatizado, sin embargo, una persona bien ajustada no debería tener ninguna dificultad en revisitar su pasado cuando haya un incentivo. Una persona afligida con TEPT evita totalmente hablar de su pasado traumático.

De hecho, pueden no tomar bien el que alguien se acerque acerca ellos intentando saber acerca de su trauma. Pueden ir muy lejos para evitar a las personas, cosas o situaciones que son asociadas al horrible evento, considerando que estas cosas pueden desencadenar memorias desagradables.

Cambios negativos en los pensamientos

Las personas viviendo con TEPT desarrollan patrones de pensamiento negativos respecto a sí mismos y el mundo. Por ejemplo, pueden considerar que no tienen valor, desarrollar un complejo de inferioridad y un profundo odio hacia el mundo en general. Piensan que el mundo está en su contra. También tienden a perder la esperanza, lo cual los desanima de tomar cualquier paso porque creen que no pueden lograr nada. Su memoria se vuelve pequeña, especialmente respecto a varios aspectos del evento traumático. Ya que odian al mundo, tienes dificultades severas para iniciar y mantener relaciones, y se alienan de todos los que se preocupan por ellos, por ejemplo, amigos y familia. Pierden el interés en actividades que una vez disfrutaron y también les cuesta trabajo sentir emociones positivas.

Alteración en las reacciones físicas y emocionales

Después de que has pasado por un evento traumático, puedes volverte un poco más precavido y sensitivo, pero la tendencia eventualmente desaparece cuando te ajustas. Sin embargo, cuando tus reflejos continúan siendo increíblemente activos de tal manera que fácilmente te sorprendes o asustas, es un indicativo de TEPT. Las personas con TEPT parece que siempre están aguardando al peligro, y esto los hace parecer extremadamente cautelosos, especialmente en escenarios públicos. También pueden involucrarse en comportamientos autodestructivos, como tomar excesivamente, tener demasiado sexo y otras adicciones, las cuales son meros intentos de ahogar su dolor. Tienden a tener dificultades en conciliar el sueño y en tener descanso de calidad.

Las personas viviendo con TEPT tienen dificultades para concentrarse en la tarea en cuestión y pueden distraerse fácilmente por estímulos externos. Tienden a tener reacciones emocionales y físicas exageradas, dándoles la apariencia de inestabilidad emocional. Adicionalmente, experimentan intensos sentimientos de pena o culpa, ya que pueden culparse del evento traumático. Por ejemplo, no es poco común que una mujer que fue violada se culpe a sí misma.

Causas del TEPT

Considerando que la aún es muy verde la investigación respecto a las condiciones de salud mental, no hay evidencia concreta para apuntar una causa real al TEPT. Sin embargo, el conocimiento tradicional indica que la angustia y los eventos traumáticos están detrás del TEPT.

• Eventos dolorosos: no tienes que superarlos tú solo. Incluso el ser testigo de un evento doloroso es suficiente para causarte TEPT. Por ejemplo, si atestiguaste la pérdida de un ser querido a través de una enfermedad degenerativa.

• Asunto familiar: si tus padres han tenido varias enfermedades mentales, estás en riesgo de también desarrollarlas, y bien podrías pasar esta condición a tus descendientes.

• Entorno: si estás asociado a personas que tienen síntomas de TEPT, eventualmente podrías apuntar los rasgos que harán que el TEPT nazca en ti.

• Problemas cerebrales: si hay una desconexión entre

cómo tu cerebro procesa los estímulos externos y la respuesta que brinda, puede resultar en un desbalance químico y hormonal, causando TEPT.

Factores de riesgo

Casi todos pueden desarrollar Trastorno de Estrés Postraumático, pero los siguientes factores incrementan la probabilidad de adquirir esta enfermedad.

• Falta de un sistema de apoyo: las cosas malas pasan todo el tiempo, pero no deberían mantenernos prisioneros. Si tienes un buen sistema de apoyo, deberías poder superar el trauma y volver a la realidad. Sin embargo, si no tienes un sistema de apoyo, tal vez permanezcas aplastado bajo las intensas emociones y desarrolles TEPT.

• Abuso infantil: por ejemplo, haber crecido por padres despiadados y ser abusado sexualmente.

• Trabajo sensible: tener un trabajo que te expone al lado oscuro de la vida humana. Por ejemplo, la milicia, los fotógrafos policíacos o los cirujanos.

• Salud mental: si ya estás combatiendo otras enfermedades mentales, tienes probabilidad de desarrollar TEPT.

• Hábitos no saludables: también eres propenso a desarrollar TEPT si has adquirido malos hábitos como beber en exceso o tener atracones.

Tratar el Trauma de Estrés Postraumático (TEPT) con TCC

Paso uno: Identificar los síntomas

Este paso inicial es crítico, porque además de ayudar al terapeuta a entender los aspectos únicos de la enfermedad que está enloqueciendo al paciente, también es el momento perfecto para conectar, considerando que el éxito de la Terapia Cognitiva Conductual depende de la colaboración entre el paciente y el terapeuta. Las siguientes son algunas de las preguntas que el terapeuta preguntará para tener un mejor entendimiento de los problemas del paciente:

• ¿Qué pasa por sus mentes cuando recuerdan un evento trágico?

• ¿Cuáles son sus reacciones físicas al recordar un evento traumático?

• ¿Experimentan memorias invasivas del evento

traumático?

- ¿Experimentas pesadillas relacionadas a un evento traumático en específico?

- ¿Hasta qué punto han perdido el interés en cosas que solían disfrutar?

- ¿Qué tan desapegados son de otras personas?

- ¿Qué actividades, sentimientos y pensamientos han evitado desde el trauma?

- ¿Tienen alguna dificultad en recordar cualquier aspecto del trauma?

En esta fase, el terapeuta expone las dolencias del paciente e intenta hacerlos entender cómo el traume influencia varios aspectos de sus vidas, y los pasos accionables que deberán tomar para restaurar su vida.

Deben ser metas alcanzables. Las metas deben regresar al paciente a una vida saludable, en donde no son afectados por su traumático pasado. Las metas deben ser lo más específicas posibles:

- Dejar de culparme o a mi esposa por el accidente

• Volver a jugar pingpong

• Comenzar a aceptar a la gente del mundo en lugar de evitarla

• Comenzar a salir más

• No escapar de cualquier recordatorio del accidente

Paso dos: Explicar la racionalidad del tratamiento

En esta etapa, el terapeuta ya terminó de vender al paciente la TCC como el mejor tratamiento, y quizá deseen expandirse en cómo funciona. El terapeuta explica cómo la TCC aborda los factores que influencian el TEPT y destaca los tipos de personas que son susceptibles a esta enfermedad.

• Flexibilidad: la cosa con la TCC es que no está enraizada a un conjunto de reglas fijas. Es, virtualmente, una técnica de autoexploración, excepto que tienes a alguien que esté al pendiente y se asegure de que no recaigas. Para tener el tratamiento más efectivo, el terapeuta y el paciente deben trabajar juntos.

• Actitud: La TCC no sólo cura tu enfermedad mental, sino que te ayuda a mejorar tu actitud respecto a ti mismo y los demás. Los estudios demuestran que la actitud de una persona es tan importante como las cualificaciones para avanzar profesionalmente.

• Establecer metas: La TCC te permite abordar tus problemas desde diversos ángulos. Puedes lograr muchos objetivos añadiendo ejercicios particulares.

Paso tres: Entender cómo tu trauma causó el TETP

Algunos de los eventos traumáticos que pueden llevar a TEPT incluyen:

• Accidentes automovilísticos fatales

• Agresión sexual

• Asaltos

• Aborto espontáneo

• Abuso doméstico

• Abuso sexual

• Atestiguar muertes violentas

• Ataques terroristas

• Ser tomado rehén

• Inundaciones

• Enfermedades degenerativas

Cuando experimentamos un trauma, la última cosa que

nos queda en mente es pensamiento crítico y corrección política.

Fácilmente podemos tomar un pensamiento incompleto y seguir con él. La TCC nos ayuda a ser objetivos para que tengamos una idea clara de cómo el pasado afecta nuestras condiciones presentes.

Si además de experimentar algo traumático también sufriste de ansiedad o depresión, estás en mucho mayor riesgo de desarrollar un completo TEPT.

El terapeuta te ayuda a entender que el TEPT es causada por las siguientes razones:

• Mecanismo de supervivencia: una escuela de pensamiento dice que el TEPT es meramente una respuesta biológica que busca fortalecer nuestra capacidad de supervivencia. Por ejemplo, los *flashbacks* meramente son un intento del cerebro de tener una clara imagen de los detalles del terrible evento para que, la próxima vez, estés más que preparado para prevenirte de hacer lo mismo. El sentimiento de estar al borde es con la intención de afilar tus reflejos.

• Adrenalina alta: cuando estás en una situación estresante, el cuerpo secreta adrenalina para desencadenar una reacción rápida. Algunas personas pueden no perder la habilidad de producir altos niveles de adrenalina, y ello puede llevar a TEPT.

• Cambios cerebrales: si estás pasado por cambios cerebrales significativos, puedes ser incapaz de procesar acertadamente los estímulos externos, llevándote a tener respuestas emocionales falsas, y, eventualmente, TEPT.

Paso cuatro: desarrollar pensamientos positivos

Una vez que aprendes las diferentes formas en que tu mente se respalda de información inadecuada para llegar a decisiones, puedes proponerte el reestructurar tus pensamientos para erradicar el TEPT.

• Reestructuración cognitiva: como víctima de un evento traumático, puedes estar en tanto shock que no quieres nada que te recuerde de esa experiencia. Pero ese es el acercamiento incorrecto. Deberías dar la bienvenida a la idea de ser capaz de visitar tu pasado traumático e incluso hablar de él. Una vez que desmientes el trauma, puedes seguir adelante más fácilmente.

• Dejar ir la situación hasta el final: una vez que has pasado algo traumático, tu cuerpo puede hacerte sentir al borde. Esto es una respuesta biológica destinada a prepararte para ser más consciente de tu entorno. A causa de ello, te asusta el entrar a zonas específicas o situaciones. En estas circunstancias, debes dejar ir la situación hasta el final, para asegurarte de que, de una forma u otra, nada terrible pasará.

• Relajación muscular: una vez que las ansiedades y miedos se edifican dentro de tu mente, puedes involucrarte en la relajación muscular progresiva para liberarte de estas energías negativas.

Paso cinco: Progreso en la terapia

Mientras continúas practicando los ejercicios que te ha asignado tu terapeuta, experimentarás resultados positivos. En esta etapa, debes comenzar a empujar los límites para que aceleres tu recuperación.